★生化学★
きほんノート

明治大学 教授
浅賀宏昭 著

南山堂

序

　生化学は，生物の体を物質的な側面から理解しようとする学問です．生物は多種多様な化学物質の集合体で，人体ならタンパク質だけでも約十万種類もの分子より成ります．これほど多種類の物質はどうして必要なのでしょう．実は，生物の体はひとときも休まずにさまざまな化学反応を営む「代謝」で維持されているのです．代謝は，その場を確保し，コントロールすることが重要で，このために膨大な種類の物質が欠かせないからです．代謝が円滑に進まないと，病気になったり死んでしまったりすることもありますから，生化学は非常に重要な科目であることは容易に理解できると思います．しかし，私は，自ら教えた経験から，化学になじみのない学生にとって，これほど難しそうに感じる科目もないということを肌で感じていました．

　そこで本書では，生化学の内容のうち，初めて学ぶ学生向けに最小限の必須事項に絞り，それらを問題形式にまとめることにしました．形式を工夫し，すでに一通り学んだ学生の復習にも役立つように配慮してあります．

　本書は全14章より構成されています．このうち第1章を「生化学を学ぶための基本のき」としたことは大きな特徴です．高校までに学ぶ化学の内容のうち，生化学を学ぶ上でとくに重要なエッセンスをまとめたからです．また，各章には3択の選択問題，1問1答式の問題と，文章の穴埋め式のまとめ問題を作ってあります．これらを繰り返し解いてみてください．まとめ問題には答えを書き込んで，何度も読むのも有効かもしれません．このように本書を活用すれば，生化学の基本知識が効率的に身につくはずです．

　本書と，すでに出版されている「生理学きほんノート」「解剖学きほんノート」を合わせて活用することで，普段の授業の予習・復習や，試験勉強の対策などを確実にし，将来，さまざまな国家試験に合格されることを心より願っています．

2017年6月

浅 賀 宏 昭

contents

問題編もくじ

1章	生化学を学ぶための基本の「き」	1
2章	糖質	9
3章	脂質	19
4章	タンパク質	31
5章	核酸	41
6章	無機質	51
7章	ホルモンとサイトカイン	61
8章	酵素	75
9章	ビタミンと補酵素	89
10章	糖質代謝	99
11章	脂質代謝	113
12章	タンパク質代謝	123
13章	核酸代謝	135
14章	遺伝情報とその発現	145

別冊【解答と解説編もくじ】

1章	生化学を学ぶための基本の「き」	1
2章	糖質	2
3章	脂質	4
4章	タンパク質	6
5章	核酸	8
6章	無機質	10
7章	ホルモンとサイトカイン	11
8章	酵素	14
9章	ビタミンと補酵素	16
10章	糖質代謝	18
11章	脂質代謝	20
12章	タンパク質代謝	21
13章	核酸代謝	23
14章	遺伝情報とその発現	25

はじめる前に

　生化学では，複数の用語が同じ意味で使われることがあります．本書でおもに使用する用語と，同じ意味をもつ用語については，ここにまとめました．必要に応じて確認してください．

言い換えられる用語の例

おもに使用する用語	同じ意味をもつ用語
アイソザイム	イソ酵素
アドレナリン	エピネフリン
カルボキシル基	カルボキシ基
グリセロール	グリセリン
グルコース	ブドウ糖
ジグリセリド	ジアシルグリセロール
スクロース	ショ糖
チロキシン	サイロキシン
TCA 回路	クエン酸回路
糖質	炭水化物
トリグリセリド	トリアシルグリセロール
トリヨードチロニン	トリヨードサイロニン
ノルアドレナリン	ノルエピネフリン
フルクトース	果糖
マルトース	麦芽糖
モノグリセリド	モノアシルグリセロール
ラクトース	乳糖
卵胞	ろ胞

第1章 生化学を学ぶための基本の「き」

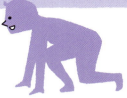

＊おさえておきたい基本の「き」

Memo

問1 生命の最小単位とよばれるものはどれか．

( ) 1. デオキシリボ核酸（DNA）
( ) 2. 核
( ) 3. 細胞

問2 成人の体はおよそ何個の細胞から成っているか．

( ) 1. 約 6,000 億個
( ) 2. 約 60 兆個
( ) 3. 約 6,000 兆個

問3 ヒトの細胞で最も大きいのはどれか．

( ) 1. 白血球
( ) 2. 卵（卵子）
( ) 3. マクロファージ

問4 人体を構成する物質のうち最も多いのはどれか．

( ) 1. タンパク質
( ) 2. 水
( ) 3. グルコース（ブドウ糖）

問5 人体を構成する物質のうち2番目に多いのはどれか．

( ) 1. タンパク質
( ) 2. グルコース
( ) 3. DNA

問6 人体を構成する元素のうち主要な（重量で90%を占める）4元素の組み合わせはどれか．

( ) 1. ナトリウム Na，水素 H，酸素 O，カルシウム Ca
( ) 2. リン P，炭素 C，塩素 Cl，窒素 N
( ) 3. 炭素 C，水素 H，酸素 O，窒素 N

第1章 生化学を学ぶための基本の「き」

Memo

問7 人体を構成する元素のうち主要な10元素を元素記号で答えよ.

(　　　　　　　　　　　　　　　　　　　　　)

問8 鉄Feは人体のどこに最も多く含まれているか.

(　) 1. 赤血球
(　) 2. 筋肉
(　) 3. 神経

問9 銅Cu, 亜鉛Zn, ヨウ素I, マンガンMnなど, 量的には少ないものの, 生命維持に不可欠な元素を何というか.

(　　　　　　　　　　　　　　　　　)

問10 炭素Cを主体として, 水素H, 酸素O, あるいは窒素Nなどが結合して構成されている, 分子量が比較的大きい化合物は何か.

(　　　　　　　　　　　　　　　　　)

問11 有機化合物をつくる炭素原子の原子価(その原子がほかの原子と共有結合できる「手」の数)はいくつか.

(　　　　　　　　　　　　　　　　　)

問12 次のうち, 有機化合物ではないものはどれか.

(　) 1. 二酸化炭素 CO_2
(　) 2. メタン CH_4
(　) 3. メタノール CH_3OH

問13 有機化合物ではない化合物を何というか.

(　　　　　　　　　　　　　　　　　)

問14 食塩(の主成分)の化学式と, 化学名を答えよ.

(　　　　　　　　　　　　　　　　　)

Memo

問15 生理食塩水(生食)の濃度はどれか．

( ) 1. 3%
( ) 2. 0.9%
( ) 3. 0.65%

問16 塩化ナトリウムは水に溶けるとどのような状態になるか．

( ) 1. NaClの分子状
( ) 2. Naは陽イオンNa^+，Clは陰イオンCl^-
( ) 3. Naは陰イオンNa^-，Clは陽イオンCl^+

問17 無機化合物と比べた場合，有機化合物に共通した特徴はどれか．

( ) 1. 水に溶けにくい
( ) 2. 分子が大きく，構造が複雑
( ) 3. 油に溶ける

問18 有機化合物には，複数の原子の組み合わせによってできた部分的な集まりがあり，それはその化合物の性質を決めている．このような集まりを何というか．

(　　　　　　　　　　　　　　　　　　　)

問19 酢酸の化学式(示性式)と，それが「酸」であることを決めている官能基の名称とその式を答えよ．

(　　　　　　　　　　　　　　　　　　　)

問20 カルボキシル基の示す性質を2つあげよ．

(　　　　　　　　　　　　　　　　　　　)

問21 水分子の水素原子は正の電荷を，酸素原子は負の電荷をわずかに帯びている．このため，下図に示すように，水分子の水素原子と別の水分子の酸素原子との間に静電的な相互作用(破線)が生じる．この相互作用を何というか．

(　　　　　　　)

第1章 生化学を学ぶための基本の「き」

Memo

問22 水分子を構成する酸素原子と水素原子は，共有結合している．共有結合と水素結合では，どちらが強い結合か．

（　　　　　　　　　　　　　）

問23 結合力が弱い水素結合の特徴はどれか．

（　）1．離れにくい
（　）2．加熱すると離れる
（　）3．硬い物質をつくることができる

問24 メタノールCH_3OHや，エタノールC_2H_5OHは，共通した官能基として水酸基（－OH）をもつ．水酸基の示す特徴は何か．

（　　　　　　　　　　　　　）

問25 親水性を示す化合物は，分子内に電子の偏りがあるか，または電荷のある官能基をもっている．このような特徴を何というか．

（　　　　　　　　　　　　　）

問26 メタンCH_4やエタンC_2H_6は炭素原子と水素原子だけからなる分子構造をもつ．これらについて，正しく述べているのはどれか．

（　）1．どちらも無機化合物で，水に溶けない疎水性
（　）2．どちらも有機化合物で，水に溶けない疎水性
（　）3．どちらも有機化合物で，水に溶ける親水性

問27 水の性質について正しいのはどれか．

（　）1．極性があり，極性があるものをよく溶かす
（　）2．極性がなく（非極性で），極性があるものをよく溶かす
（　）3．非極性で，極性があるものをよく溶かす

問28 疎水性の物質は，細胞内のどこの材料として適切か．

（　）1．細胞膜
（　）2．細胞質基質
（　）3．酵素

問29 細胞膜やミトコンドリアなどの膜(生体膜)を作っているおもな成分は共通している。その成分とは何か。

(　　　　　　　　　　　)

問30 リン脂質を示しているのは、次のうちどれか。

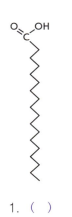

1. (　)　　　2. (　)

3. (　)

第1章 生化学を学ぶための基本の「き」

＊基本の「き」のまとめ

問1　生物の特徴

生物に共通した特徴は，体を維持するための①＿＿＿＿のしくみをもつことと，自身を複製するためのしくみをもつことである．代謝は，体外から有機物などを取り込んで，自分の体の物質に作りかえる②＿＿＿＿と，体内にある③＿＿＿＿を分解して，エネルギーを④＿＿＿＿の形で取り出す⑤＿＿＿＿の反応に分けられる．自身を複製するためのしくみは，遺伝物質である⑥＿＿＿＿をもち，これに記録された情報に基づいて，自分と同じ体を作り出せることである．生物の遺伝物質としての核酸は⑦＿＿＿＿だが，ウイルスにはDNAではなく⑧＿＿＿＿を遺伝物質としているものもいる．

問2　細胞とは

生物の体を調べると，①＿＿＿＿という構造が必ずみられる．これは，生物が自らの体を維持して生きていくために欠かせない②＿＿＿＿の場として重要である．たとえば，細胞をいくつかに分けて断片にすると，それらのほとんどは維持できずにやがて消失していく．しかし，③＿＿＿＿を含む断片は，核内にある遺伝物質④＿＿＿＿の情報を利用して，必要なタンパク質などを合成し，細胞の構造を修復して生き続け，再び⑤＿＿＿＿することもある．このため，細胞は生物の⑥＿＿＿＿ともいわれる．

問3　生体を構成する物質について

生体を構成する物質は，①＿＿＿＿，＿＿＿＿およびその他に分類できる．水は化学的に安定で，さまざまな②＿＿＿＿を溶かすことができ，温まりにくく冷めにくい，すなわち③＿＿＿＿が大きいなどの特徴から，生命活動に必須の物質である．有機物は④＿＿＿＿を含み，構造が複雑で，⑤＿＿＿＿が大きい化合物であることから，高分子化合物とよばれることもある．有機物は⑥＿＿＿＿，＿＿＿＿，＿＿＿＿および核酸に分けられ，核酸はさらに⑦＿＿＿＿と＿＿＿＿に分けられる．

問4　十大元素と微量元素

生体物質を元素で見ると，①＿＿＿＿，＿＿＿＿，＿＿＿＿，＿＿＿＿の4元素で全体の9割以上を占める．生体には，②＿＿＿＿，＿＿＿＿，＿＿＿＿，＿＿＿＿，＿＿＿＿，＿＿＿＿の6元素も比較的多く存在し，これらを加えた10元素を十大元素とよぶことがある．これらのほかに，微量元素として，③＿＿＿＿，＿＿＿＿，＿＿＿＿，＿＿＿＿，＿＿＿＿，＿＿＿＿などがある．微量元素は，大量摂取すれば中毒の問題が生じるが，足りないと④＿＿＿＿が引き起こされる．

問5　無機物と無機質（ミネラル）

炭素を含んでいても①＿＿＿＿や一酸化炭素などのように，単純な構造で分子量も小さい化合物は有機物ではない．有機物ではない化合物はすべて無機物である．これに対して②＿＿＿＿はミネラルともよばれ，有機物を構成する4種類の主要構成元素③＿＿＿＿，＿＿＿＿，＿＿＿＿，＿＿＿＿以外の元素で，何らかの④＿＿＿＿をもつ元素を意味する概念である．たとえば，⑤＿＿＿＿は血液色素であるヘモグロビンの構成成分として，⑥＿＿＿＿は甲状腺ホルモンであるチロキシンの構成成分として，それぞれ重要な役割を担う無機質である．

問6　生体物質の性質について

分子内に電子の①＿＿＿＿があるとき，②＿＿＿＿があるという．すべての物質は，極性がある物質か，極性のない物質に分けられる．生命維持に欠かせない水の分子には極性があり，原則として，極性のある分子どうし，あるいは極性のない分子どうしは引き合う性質があると考えてよい．たとえば，糖質分子内には，極性のある③＿＿＿＿基（④＿＿＿＿）が多いため，水になじんだり溶けたりする性質，すなわち⑤＿＿＿＿を示すといえる．一方，⑥＿＿＿＿分子内には炭素原子と水素原子から成る極性のない構造が多いため，水とはなじまない性質，すなわち⑦＿＿＿＿を示す．なお，⑧＿＿＿＿がどちらの性質を示すかは一概にいえず，そのアミノ酸組成などによって決まる．

第2章 糖質

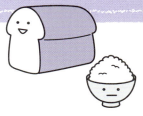

＊おさえておきたい糖質

Memo

問1 糖質は一般式では $C_m(H_2O)_n$ で示されることから別名がある．これを何というか．

（　　　　　　　　　　　）

問2 人体における糖質の最も重要な意義はどれか．

（　）1．体を構成して支える
（　）2．生きるためのエネルギー源
（　）3．すぐに使用しないエネルギーの貯蔵

問3 分子のなかに糖質を含むものはどれか．

（　）1．トリプシン
（　）2．デオキシリボ核酸(DNA)
（　）3．アミノ酸

問4 分子量が小さく比較的単純な構造をしていて，糖質の単位ともいえるものはどれか．

（　）1．多糖類
（　）2．二糖類
（　）3．単糖類

問5 タンパク質や脂質と結合している糖質のことをまとめて何というか．

（　　　　　　　　　　　）

問6 単糖類のうち，アルデヒド基(－CHO)をもつものを何というか．

（　　　　　　　　　　　）

問7 単糖類のうち，ケトン基(＞CO)をもつものを何というか．

（　　　　　　　　　　　）

問8 分子内の炭素数が5つの単糖を何というか．

（　　　　　　　　　　　）

第2章 糖 質

問9 五炭糖による環状構造を何というか.

(　　　　　　　　　　)

問10 分子内の炭素数が6つの単糖を何というか.

(　　　　　　　　　　)

問11 六炭糖による環状構造を何というか.

(　　　　　　　　　　)

問12 アルドースでヘキソースでもある単糖は何か.

(　　　　　　　　　　)

問13 グルコース(ブドウ糖)の示性式はどれか.

(　) 1. $C_5H_{10}O_5$
(　) 2. $C_6H_{12}O_6$
(　) 3. $C_{12}H_{22}O_6$

問14 グルコースの構造式はどれか.

1. (　)　　　2. (　)　　　3. (　)

問15 単糖類が必ずもち, 親水性(水となじむ性質)を示すヒドロキシ基はどれか.

(　) 1. $-CHO$
(　) 2. $-OH$
(　) 3. $-NH_2$

問16 血液中(血しょう中)に約0.1％程度あり, 血糖ともよばれる単糖を何というか.

(　　　　　　　　　　)

* おさえておきたい糖質

Memo

問 17 DNA 分子に含まれる単糖を何というか.

(　　　　　　　　　)

問 18 RNA 分子やアデノシン三リン酸(ATP)に含まれる単糖を何というか.

(　　　　　　　　　)

問 19 甘みが最も強い単糖は何か.

(　　　　　　　　　)

問 20 グルコースの光学異性体で, 二糖類であるラクトース(乳糖)の構成成分でもある単糖は何か.

(　　　　　　　　　)

問 21 単糖類が2つ結合したものを何というか.

(　　　　　　　　　)

問 22 二糖類の分子内における, 単糖間の結合の種類はどれか.

(　) 1. ペプチド結合
(　) 2. グリコシド結合
(　) 3. 水素結合

問 23 砂糖の主成分の二糖類を何というか.

(　　　　　　　　　)

問 24 スクロース(ショ糖)は単糖の何と何が結合したものか.

(　) 1. グルコースとグルコース
(　) 2. グルコースとガラクトース
(　) 3. グルコースとフルクトース(果糖)

第2章 糖 質

問25 マルトース(麦芽糖)は単糖の何と何が結合したものか.

( ) 1. グルコースとグルコース
( ) 2. グルコースとガラクトース
( ) 3. グルコースとフルクトース

問26 牛乳や人乳に含まれ,グルコースとガラクトースが結合した二糖類を何というか.

(　　　　　　　　　　　)

問27 マルトースはどれか.

1. ( )　　　2. ( )

3. ( )

問28 還元性をもたない二糖類はどれか.

( ) 1. スクロース
( ) 2. フルクトース
( ) 3. ラクトース

問29 単糖が3〜10個結合した糖類を何というか.

(　　　　　　　　　　　)

問30 単糖が多数(10個よりも多く)結合した糖類を何というか.

(　　　　　　　　　　　)

問31 甘味がほとんどないのはどれか.

( ) 1. 二糖類
( ) 2. オリゴ糖類
( ) 3. 多糖類

＊おさえておきたい糖質

問 32 多糖類の一般式はどれか.

( ) 1. $C_6H_{12}O_6$
( ) 2. $C_{12}H_{22}O_{11}$
( ) 3. $(C_6H_{10}O_5)_n$

問 33 米や小麦などの穀類の主成分である多糖類はどれか.

( ) 1. デンプン
( ) 2. グリコーゲン
( ) 3. セルロース

問 34 デンプンのうち, 分子内に枝分かれ構造をもち, もち米の主成分でもあるものを何というか.

(　　　　　　　　　　　)

問 35 デンプンのうち, 分子内に枝分かれ構造がないものを何というか.

(　　　　　　　　　　　)

問 36 デンプンを検出する簡便な方法は, どの反応を利用したものか.

( ) 1. ビウレット反応
( ) 2. ヨウ素デンプン反応
( ) 3. キサントプロテイン反応

問 37 ヨウ素デンプン反応で, 青～青紫色を示すのはどれか.

( ) 1. アミロース
( ) 2. アミロペクチン
( ) 3. グリコーゲン

問 38 動物体内におけるグルコースの貯蔵型として重要なのはどれか.

( ) 1. セルロース
( ) 2. アミロペクチン
( ) 3. グリコーゲン

問 39 ヨウ素デンプン反応で, グリコーゲンは何色を呈するか.

(　　　　　　　　　　　)

第2章 糖　質

Memo

問 40 アミロースを分解する働きをもつ酵素を何というか．
（　　　　　　　　　　　　　　）

問 41 アミロースがだ液のアミラーゼに分解されると，何という糖が生成されるか．
（　　　　　　　　　　　　　　）

問 42 植物の細胞壁の主成分で，グルコースが5,000〜6,000個程度結合して構成されている多糖を何というか．
（　　　　　　　　　　　　　　）

問 43 セルロースはアミラーゼで消化されるか．
（　　　　　　　　　　　　　　）

問 44 セルロースとアミロースの構成単位はともにグルコースである．では，違いは何か．
（　　　　　　　　　　　　　　）

問 45 パルプ，綿，麻，などの繊維を構成する多糖類はどれか．
（　）1．アミロース
（　）2．セルロース
（　）3．グルコマンナン

問 46 複合糖質のうち，タンパク質に糖が結合しているものを何というか．
（　　　　　　　　　　　　　　）

問 47 複合糖質のうち，保水性が高く，糖でできた部分（糖鎖）のほうがタンパク質よりも多いものを何というか．
（　　　　　　　　　　　　　　）

問 48 プロテオグリカンが比較的多く含まれる組織はどれか．
（　）1．筋肉組織
（　）2．結合組織
（　）3．神経組織

* おさえておきたい糖質

Memo

問49 血液凝固を阻害するプロテオグリカンとして知られるものはどれか．

（　）1．アドレナリン
（　）2．インスリン
（　）3．ヘパリン

問50 複合糖質のうち，糖質と脂質が結合しているものは何か．

（　　　　　　　　　　　　）

糖質のまとめ

問1 糖質とは何か

糖質とは①_____糖や②_____などの総称である．これらは一般式として $C_m(H_2O)_n$ で示すこともできるので③_____ともよばれることがある．糖質の意義は，生命活動の④_____源として利用しやすいことにある．それゆえ，私たちは糖質を主成分とする米や小麦から，調理または製造されるご飯，パン，麺類などを主食とするのである．このほかの糖質の意義としては，複合糖質の⑤_____を形成すること，核酸の基本単位である⑥_____の構成成分となることなどがある．

問2 糖質の分類

糖質のうち，分子が比較的小さくて単純な構造をしており，それ以上加水分解されない糖類を①_____といい，これは糖質の単位ともいえるものである．単糖類が2つ結合したものは②_____，3〜10個結合したものは③_____，さらに多く結合したものは④_____とそれぞれよばれる．以上のいずれかがタンパク質や脂質などと結合しているものは，⑤_____という．単糖類，二糖類，およびオリゴ糖類には甘みがあるが，多糖類や複合糖質には甘みはない．また，植物の細胞壁の主成分である⑥_____も，生化学的には多糖類の一種である（栄養学的には食物繊維として区別される）．

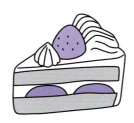

糖質のまとめ

問3　単糖類

単糖類のうち，アルデヒド基（−CHO）をもつものは①＿＿＿＿＿，ケトン基（>CO）をもつものは②＿＿＿＿＿という．一方，分子内に炭素原子が5つの単糖は五炭糖③＿＿＿＿＿，6つの単糖は六炭糖④＿＿＿＿＿という．たとえば，RNAの構成成分である⑤＿＿＿＿＿（$C_5H_{10}O_5$）はアルドースでペントース，血糖として重要な⑥＿＿＿＿＿（$C_6H_{12}O_6$）やラクトースを構成する⑦＿＿＿＿＿はアルドースでヘキソース，甘みが強く果物にしばしば多く含まれる⑧＿＿＿＿＿はケトースでヘキソースである．自然界においては，ペントースが単独であることはほとんどなく，RNAの構成成分またはDNAの構成成分の⑨＿＿＿＿＿として存在する．なお，下図のグルコースの例のように，ほとんどの単糖は，⑩＿＿＿構造をとるほか，⑪＿＿＿構造をとることがある．

⑩＿＿＿構造　　　　　⑪＿＿＿構造

問4　二糖類とオリゴ糖類

単糖類が2つ①＿＿＿＿＿結合したものを，②＿＿＿＿＿という．これらは，構成する③＿＿＿＿＿の種類と結合の仕方で分類される．たとえば，麦芽に含まれる④＿＿＿糖（マルトース）はグルコースとグルコースがα1→4グリコシド結合したもので，砂糖の主成分である⑤＿＿＿＿＿糖（スクロース）はグルコースと⑥＿＿＿＿＿がα1→β2グリコシド結合したものである．人乳や牛乳などの哺乳類の乳汁に含まれる⑦＿＿＿糖（ラクトース）は⑧＿＿＿＿＿とグルコースがβ1→4グリコシド結合したものである．

3〜10個の単糖類がグリコシド結合した化合物は⑨＿＿＿＿＿糖という．これは⑩＿＿＿＿＿性質があり，腸内で乳酸菌やビフィズス菌などのいわゆる善玉菌を増やす効果がある．これにはガラクトオリゴ糖やフラクトオリゴ糖があり，整腸作用をうたった特定保健用食品にも利用されている．また，摂取してもエネルギー源になりにくいため，ダイエット甘味料として販売されている．

第2章 糖 質

問5 多糖類

10個よりも多い単糖がグリコシド結合して連なったものを①＿＿＿＿という．米，小麦や芋の主成分の②＿＿＿＿，動物体内における貯蔵多糖としての③＿＿＿＿，植物の細胞壁の主成分である④＿＿＿＿などがある．デンプンの基本的な構造は，グルコースが200個以上も⑤＿＿＿＿結合で直鎖状になったものであるが，途中で⑥＿＿＿＿結合が入り，分岐した構造をもつこともある．デンプンのうち直鎖状構造のものを⑦＿＿＿＿，分岐構造が入ったものを⑧＿＿＿＿という．⑨＿＿＿＿も⑤＿＿＿＿結合のほか，⑥＿＿＿＿結合が必ずあり，アミロペクチンと類似した構造である．⑩＿＿＿＿反応では，⑤＿＿＿＿結合した直鎖構造が長いと⑪＿＿＿＿なり，短いと赤みがかった色になる．アミロースは青〜青紫色，アミロペクチンやグリコーゲンは赤紫色を呈することが多い．セルロースはブドウ糖が5,000〜6,000個も⑫＿＿＿＿結合で直鎖状に連なったものである．結合様式がデンプンなどとは異なるため，消化酵素では分解されず，ヨウ素デンプン反応の呈色も認められない．

問6 複合糖質

複合糖質には，糖質と①＿＿＿＿が結合したもの，糖質と②＿＿＿＿が結合したものがある．前者には③＿＿＿＿や＿＿＿＿があり，これらをまとめて複合タンパク質とよぶこともある．後者は④＿＿＿＿とよばれ，これは複合脂質ということもある．プロテオグリカンはタンパク質部分がわずかで，そこに鎖状の多糖が結合して糖鎖を形成しているもので，⑤＿＿＿＿に優れている．これらの多糖部分は⑥＿＿＿＿あるいは⑦＿＿＿＿とよばれる．血液凝固因子の阻害作用をもつ⑧＿＿＿＿もプロテオグリカンの一種である．糖タンパク質は糖鎖部分よりもタンパク質部分のほうが多い特徴があり，細胞膜の⑨＿＿＿側に多く，細胞外の環境を認識する機能を担っていることが多い．糖脂質は疎水性と⑩＿＿＿＿の双方の性質をもち，細胞膜などの生体膜の構成成分である．動物には⑪＿＿＿＿が，植物や細菌には⑫＿＿＿＿が多くみられる．

第3章 脂質

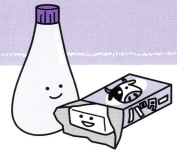

＊おさえておきたい脂質

問1 脂質の定義はどれか．

( ) 1．多数のアミノ酸がペプチド結合したもの
( ) 2．水となじむ性質（親水性）の有機化合物
( ) 3．水となじまない性質（疎水性）の有機化合物

問2 脂質を溶かすものはどれか．

( ) 1．エーテル
( ) 2．リンゲル液
( ) 3．生理食塩水

問3 最も基本的な脂質で，炭素原子と水素原子だけからなる長い構造部分と，酸性を示すカルボキシル基より成る物資は何か．

(　　　　　　　　　　　)

問4 脂肪酸にある，炭素原子と水素原子だけからなる長い構造部分を何というか．

(　　　　　　　　　　　)

問5 炭化水素鎖（アルキル基）の性質はどれか．

( ) 1．水となじまない
( ) 2．水となじむ
( ) 3．常温で固体

問6 脂肪酸とグリセロールが結合したものを何というか．

(　　　　　　　　　　　)

問7 脂肪酸とグリセロールの結合様式はどれか．

( ) 1．ジスルフィド結合
( ) 2．ペプチド結合
( ) 3．エステル結合

第3章 脂 質

問8 エステル結合とはどのような結合か．

( )

問9 典型的な中性脂肪の構造式はどれか．

1. ( )　　2. ( )

3. ( )

問10 中性脂肪に似た構造で，分子内にリン酸をもち，細胞膜など生体膜の主成分である脂質は何か．

( )

問11 リン脂質の構造式はどれか．

1. ( )

2. ( )

3. ( )

*おさえておきたい脂質

Memo

問12 分子内に糖を含む脂質を何というか.
（　　　　　　　　　）

問13 血中を移動する脂質は,タンパク質と複合体を形成して血しょう中にあることが多い.その複合体を何というか.
（　　　　　　　　　）

問14 リポタンパク質のうちタンパク質部分を何というか.
（　　　　　　　　　）

問15 アポリポタンパク質と脂質が結合して,リポタンパク質の多くが生じるところは,次の臓器のうちではどこか.
（　　）1. 胆のう
（　　）2. 肝臓
（　　）3. 血管

問16 糖脂質やリポタンパク質をまとめて何というか.
（　　　　　　　　　）

問17 複合脂質ではない脂質をまとめて何というか.
（　　　　　　　　　）

問18 脂肪酸のうち,炭素原子間の共有結合に二重結合があるものを何というか.
（　　　　　　　　　）

問19 脂肪酸のうち,炭素原子間の共有結合に二重結合がないものを何というか.
（　　　　　　　　　）

第3章 脂　質

問20 不飽和脂肪酸と飽和脂肪酸の立体構造について正しく述べているものはどれか．

（　）1．飽和脂肪酸の構造を立体モデルで示すとまっすぐで折れ曲がりはないが，不飽和脂肪酸のそれは折れ曲がりがある

（　）2．飽和脂肪酸の構造を立体モデルで示すと折れ曲がりがあるが，不飽和脂肪酸のそれはまっすぐで折れ曲がりがない

（　）3．飽和脂肪酸と不飽和脂肪酸は，立体構造上は大きな相違はない

問21 次の図は2種類の脂肪酸の分子構造を立体的に描いたものである．不飽和脂肪酸はどちらか．

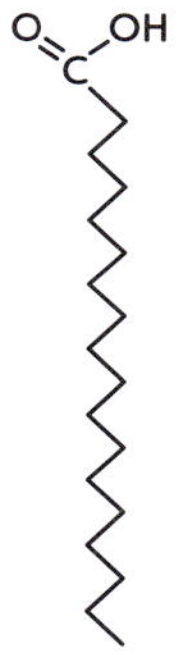

1.（ 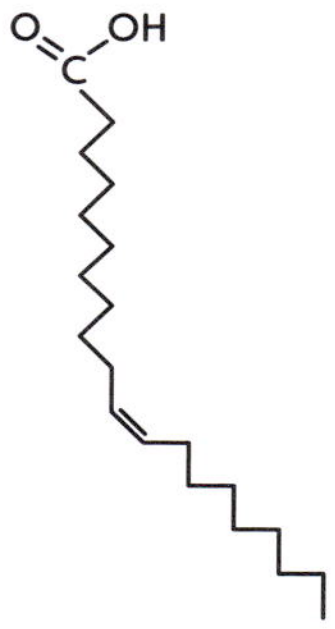　）　　2.（　）

問22 飽和脂肪酸と不飽和脂肪酸では，融点が低いのはどちらか．

（　　　　　　　　　　　　　）

問23 肉類，ラードやバターに多く含まれるのは，飽和脂肪酸と不飽和脂肪酸のどちらか．

（　　　　　　　　　　　　　）

問24 植物性の油に多く含まれるのは，飽和脂肪酸と不飽和脂肪酸のどちらか．

（　　　　　　　　　　　　　）

*おさえておきたい脂質

Memo

問25 ヒトは必要な脂肪酸のすべてを生合成できるわけではない．体内で生合成できない脂肪酸を何というか．

（　　　　　　　　　　　　）

問26 ヒトの必須脂肪酸である，ビタミンFともよばれる3種類の不飽和脂肪酸は何か．

（　　　　　　　　　　　　　　　　　　　　）

問27 リノール酸やαリノレン酸を多く含む食品はどれか．

（　）1．大豆
（　）2．卵白
（　）3．牛乳

問28 アラキドン酸を多く含む食品はどれか．

（　）1．野菜類
（　）2．果物類
（　）3．肉や魚

問29 ほとんどの中性脂肪は，脂肪酸3分子とグリセロール1分子が結合したものである．これを何というか．

（　　　　　　　　　　　　）

問30 問29 以外に，中性脂肪とよばれる脂質を2種類あげよ．

（　　　　　　　　　　　　　　　　　　　　）

問31 中性脂肪の最も重要な役割はどれか．

（　）1．細胞膜を構成する
（　）2．細胞の間（細胞外）を埋める
（　）3．エネルギーの貯蔵

問32 モノグリセリドの構造の特徴は何か．

（　　　　　　　　　　　　　　　　　　　　）

問33 ジグリセリドの構造の特徴は何か．

（　　　　　　　　　　　　　　　　　　　　）

第3章 脂 質

問 34 リン脂質の分子を,「マッチ棒」や「てるてる坊主」に例えることがある.このとき,これらの「頭」の部分の物質は何か.
(　　　　　　　　　　　　　)

問 35 リン脂質は,水のなかで二重の層の膜でできた小胞様の構造をとる.このような構造を何というか.
(　　　　　　　　　　　　　)

問 36 リン脂質は2種類に分けられる.何と何か.
(　　　　　　　　　　　　　　　　　　　　)

問 37 神経系のミエリン鞘に多く含まれるリン脂質は何か.
(　　　　　　　　　　　　　)

問 38 糖脂質は2種類に分けられる.何と何か.
(　　　　　　　　　　　　　　　　　　　　)

問 39 コレステロールがもつ独特の分子構造を何というか.
(　　　　　　　　　　　　　)

問 40 ステロイド骨格を含むコレステロールの構造式はどれか.

1. (　)　　　2. (　)

3. (　)

* おさえておきたい脂質

| Memo |

問41 血しょう中に存在する脂質は4種類ある．リポタンパク質としては，コレステロール，中性脂肪，リン脂質のほか，あと1つは何か．

（　　　　　　　　　　　　　　　）

問42 血しょう中の遊離脂肪酸はどのような形で存在しているか．

（　　　　　　　　　　　　　　　）

問43 リポタンパク質は4つに分類される．それぞれ何というか．

（　　　　　　　　　　　　　　　　　　　　　）

問44 リポタンパク質のうち，最も比重の小さいものはどれか．

（　）1．カイロミクロン（キロミクロン）
（　）2．超低比重リポタンパク質（VLDL）
（　）3．低比重リポタンパク質（LDL）

問45 リポタンパク質のうち，最も比重の大きいものはどれか．

（　）1．VLDL
（　）2．LDL
（　）3．高比重リポタンパク質（HDL）

問46 多くのリポタンパク質は肝臓でつくられるが，カイロミクロンだけは異なるところでつくられる．どこの臓器か．

（　）1．小腸
（　）2．大腸
（　）3．血管

問47 比重が大きいリポタンパク質の特徴は何か．

（　　　　　　　　　　　　　　　　　　　　　）

問48 比重が小さいリポタンパク質の特徴を2つあげよ．

（　　　　　　　　　　　　　　　　　　　　　）

第3章 脂 質

問 49 動脈硬化を引き起こす強力な危険因子で，いわゆる悪玉コレステロールとよばれるリポタンパク質はどれか．

( ) 1. カイロミクロン
( ) 2. VLDL
( ) 3. LDL

問 50 動脈硬化の予防効果がある，いわゆる善玉コレステロールとよばれるリポタンパク質はどれか．

( ) 1. VLDL
( ) 2. LDL
( ) 3. HDL

✻ 脂質のまとめ

問1 脂質とは

脂質とは水となじまない性質，すなわち①_____を示す②_____のことである．常温で③_____の油と④_____で脂肪の総称であることから油脂とよばれることも多い．これらはいずれも，アセトンやクロロホルムなどの⑤_____に溶ける性質をもつ．糖質と同様に，炭素（C），水素（H），酸素（O）がおもな構成元素だが分子内に水酸基（−OH）やカルボキシル基（−COOH）などの親水性の官能基が少ないので，糖質と比べると酸素の割合が⑥_____のが特徴である．

問2 いろいろな脂質

炭素原子と水素原子からなる炭化水素の構造に，酸性を示す①_____（−COOH）が結合したものを②_____という．これに③_____（グリセリン）がエステル結合したものは④_____とよばれる．ほとんどの中性脂肪は脂肪酸3つにグリセロール1つがエステル結合した構造の⑤_____である．これはトリアシルグリセロールともよばれ，食品に含まれる脂質の大部分を占める．中性脂肪に似た構造でリン酸を含む⑥_____や，分子内に糖鎖を含む⑦_____は生体膜にみられる．ステロイド骨格という構造をもつ脂質は⑧_____とよばれ，⑨_____や胆汁酸の原料となる．

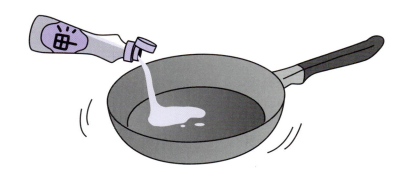

第3章 脂　質

問3　脂肪酸と中性脂肪

ヒトの体内にある脂肪酸のほとんどは，①_____と結合して中性脂肪として存在している．中性脂肪は，分子内のグリセロールに対する②_____の割合によって**下表**のように異なった名称でよばれる．

中性脂肪	グリセロール：脂肪酸
③_____（モノアシルグリセロール）	1：1
④_____（ジアシルグリセロール）	1：2
⑤_____（トリアシルグリセロール）	1：3

中性脂肪の性質は，分子を構成している脂肪酸の性質が反映される．脂肪酸は，炭素原子の数（⑥_____）と，炭素と水素から成る炭化水素鎖の部分に⑦_____があるかないかで性質が決まる．前者は⑧_____，後者は⑨_____とよばれる．炭素数は16か18であることが多く，この数が大きいほど融点が⑩_____傾向にあり，また二重結合が多いほど融点は⑪_____傾向がある．

ヒトは体内で，⑫_____（炭素数18），⑬_____（炭素数20）および，⑭_____（炭素数20）の3つの不飽和脂肪酸を合成することはできない．これらは食事で必ず摂る必要があり⑮_____とよばれる．

問4　リン脂質と糖脂質

分子内にリン酸をもつ脂質を①_____という．リン脂質の構造は下図のようになっており，頭の部分が②_____で2本の足のようにみえる部分が③_____である．このうち④_____の部分は親水性で，⑤_____の部分は疎水性を示す．このような構造のため，水には溶けないが，その表面は表も裏も⑥_____になじむ性質をもつ二重の膜をつくることが可能である．このようなリン脂質の膜でできた構造は⑦_____とよばれる．⑧_____や細胞小器官の膜などの生体膜はミセル構造をしている．リン脂質は，⑨_____と⑩_____に大別される．

糖鎖が脂肪酸に結合した構造をもつ脂質は⑪_____とよばれ，これはリン脂質に似た性質をもっている．⑫_____の部分が親水性で，脂肪酸の部分が（疎水性）をそれぞれ示す．このような性質のため，糖脂質もリン脂質と同じようなところ，すなわち⑬_____に局在している．

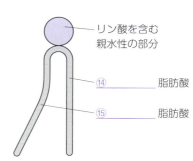

リン酸を含む親水性の部分
⑭_____ 脂肪酸
⑮_____ 脂肪酸

問5 コレステロール

コレステロールは①＿＿＿＿＿＿＿＿とよばれる分子構造をもつステロイド化合物の一種である．②＿＿＿＿＿の構成成分の一つであり，膜の性質を変える役割を担っている．③＿＿＿＿＿にも存在し，血しょう中のコレステロールの7割は④＿＿＿＿＿と結合している．コレステロールはステロイドホルモンや⑤＿＿＿＿の原料として重要である．体内で合成もされるが，食物から適切な量を摂取できない場合，ステロイドホルモンの原料が不足して問題が生じることがある．たとえば，女性が脂質を含む食品を摂らないなど，極端な食事制限をしたときに月経が止まったり，体型が女性らしくなくなったりすることがある．これは⑥＿＿＿＿＿の不足によって引き起こされる．

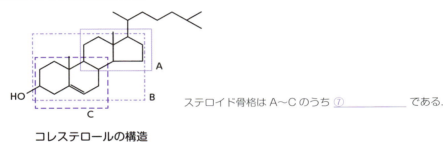

ステロイド骨格はA～Cのうち⑦＿＿＿＿＿である．

コレステロールの構造

問6 リポタンパク質

血しょうはしばしば白濁している．これは，トリグリセリドやコレステロールなどの脂質が，①＿＿＿＿＿と複合体を作って血しょう中に存在しているからである．この複合体は②＿＿＿＿＿とよばれている．このうち，タンパク質部分については③＿＿＿＿＿またはアポタンパク質という．アポリポタンパク質に対する脂質の占める割合が大きいと，比重は④＿＿＿＿なる傾向があるので，これを利用してリポタンパク質は分類される．すなわち，比重が小さい順に，⑤＿＿＿＿＿，超低密度リポタンパク質（⑥＿＿＿＿＿），低密度リポタンパク質（⑦＿＿＿＿），および高密度リポタンパク質（⑧＿＿＿＿）である．これらのうち，いわゆる悪玉コレステロールは⑨＿＿＿＿で，善玉コレステロールは⑩＿＿＿＿＿である．

第4章 タンパク質

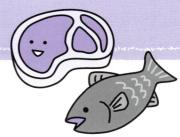

✳ おさえておきたいタンパク質

Memo

問1 人体を構成する有機物のうち,最も多いものは何か.
（　　　　　　　　　　　）

問2 タンパク質の構成単位は何か.
（　　　　　　　　　　　）

問3 人体におけるタンパク質の機能でないものはどれか.
（　）1. ホルモンや成長因子としての機能
（　）2. 酵素(生体触媒)としての機能
（　）3. 遺伝子の本体としての機能

問4 人体を構成するタンパク質の種類はどのくらいか.
（　）1. 約1万種類
（　）2. 約10万種類
（　）3. 約100万種類

問5 タンパク質の構成単位・アミノ酸同士の結合を何というか.
（　）1. ペプチド結合
（　）2. グリコシド結合
（　）3. 水素結合

問6 ペプチド結合を示性式ではどのように示すか.
（　　　　　　　　　　　）

問7 遺伝子で指令されているアミノ酸は何種類あるか.
（　　　　　　　　　　　）

問8 アミノ酸が共通してもつ2つの官能基は何か.
（　　　　　　　　　　　）

第4章 タンパク質

問 9 アミノ酸のうち,最も単純な構造で,分子量の小さいものは何か.

(　　　　　　　　　　　　　)

問 10 グリシンを除くほとんどのアミノ酸に認められる光学異性体の説明で,正しいのはどれか.

( )　1. 構造式は同じだが,実物と鏡像の関係にあるような,互いに重ね合わせのできない分子同士

( )　2. 構造式は異なるが,重ね合わせが一部できる分子同士

( )　3. 示性式は同じだが,構造式が異なる分子同士

問 11 光学異性体のうち,人体に多いアミノ酸は何型か.

(　　　　　　　　　　　　　)

問 12 アミノ酸の両性電解質の性質として,正しくないのはどれか.

( )　1. 水に溶けているアミノ酸の周囲が中性のときは,アミノ基,カルボキシル基ともに,正負どちらにも帯電しない

( )　2. 水に溶けているアミノ酸の周囲が酸性のときは,アミノ基が正に帯電しているが,カルボキシル基は帯電しない

( )　3. 水に溶けているアミノ酸の周囲が塩基性のときは,カルボキシル基が負に帯電しているが,アミノ基は帯電しない

問 13 アミノ酸の種類ごとに異なり,アミノ酸の性質を決めている部分を何というか.

(　　　　　　　　　　　　　)

問 14 成人の人体に必須のアミノ酸(必須アミノ酸)は何種類か.

(　　　　　　　　　　　　　)

* おさえておきたいタンパク質

Memo

問 15 必須アミノ酸は人体のなかで合成されるか．
（　　　　　　　　　　　）

問 16 小児期の必須アミノ酸について，正しいのはどれか．
（　）1．小児期では，アルギニンとヒスチジンのみが必須アミノ酸
（　）2．小児期では，8 種類に加えてアルギニンとヒスチジンも必須アミノ酸
（　）3．小児期では，すべてのアミノ酸を体内で合成できるので，必須アミノ酸はない

問 17 タンパク質を構成するアミノ酸配列のことを何というか．
（　　　　　　　　　　　）

問 18 タンパク質の一次構造を記すとき，N 末端と C 末端はそれぞれ左右どちらに記すか．
（　　　　　　　　　　　）

問 19 分子内にイオウを含むアミノ酸は 2 種類ある．何と何か．
（　　　　　　　　　　　）

問 20 アミノ酸がペプチド結合したもののうち，比較的短い鎖状のものを何というか．
（　　　　　　　　　　　）

問 21 ペプチドよりも多数のアミノ酸が結合した，やや長い鎖状のものを何というか．
（　　　　　　　　　　　）

問 22 アミノ酸がペプチド結合すると，そのアミノ基やカルボキシル基の一部を失う形になるため，別の名でよんで区別することがある．何というか．
（　　　　　　　　　　　）

第4章 タンパク質

問23 タンパク質の二次構造の説明はどれか．

( ) 1. 構成するアミノ酸残基の種類と数
( ) 2. 比較的近くにあるアミノ酸残基の特定の水素原子と酸素原子が水素結合によって弱く結合してできる部分的な立体構造
( ) 3. 比較的遠くにあるアミノ酸残基の側鎖間の相互作用によってできる立体構造

問24 タンパク質の二次構造の名称を2つあげよ．
(　　　　　　　　　　　　　　　　　　　　　)

問25 αヘリックス構造を示している模式図はどれか．

1. ( )　　　2. ( )

3. ( )

* おさえておきたいタンパク質

Memo

問26 タンパク質の三次構造（立体構造）形成には，疎水性結合，水素結合，イオン結合，ジスルフィド（S−S）結合などが重要である．このうち共有結合はどれか．

（　　　　　　　　　　　　　　　　　）

問27 ジスルフィド（S−S）結合は，システイン残基間に形成される．この結合は何という原子を介して形成されるか．

（　　　　　　　　　　　　　　　　　）

問28 三次構造（立体構造）をもったものがいくつか集まり，非共有結合により，さらに複雑で大きな構造をとることがある．これを何というか．

（　　　　　　　　　　　　　　　　　）

問29 四次構造をとるタンパク質の例をあげよ．

（　　　　　　　　　　　　　　　　　　　　　）

問30 タンパク質は，単純タンパク質と複合タンパク質に分けられる．複合タンパク質とは何か．

（　　　　　　　　　　　　　　　　　　　　　）

問31 水に溶けている（または接している）タンパク質が，加熱されると変性して，機能を失うことがある．この変性について，正しい説明はどれか．

（　）1．タンパク質を構成するポリペプチド鎖が，切断される

（　）2．タンパク質を構成するポリペプチド鎖の高次（二次〜四次）構造が失なわれる

（　）3．タンパク質を構成するアミノ酸残基の側鎖が，化学修飾を受ける

問32 タンパク質の変性の実例はどれか．

（　）1．透明な卵白が加熱によって白く濁る

（　）2．青菜を茹でると色が変わる

（　）3．黒っぽい静脈血が空気に触れると赤っぽくなる

第4章 タンパク質

Memo

問33 本体がタンパク質でできており,化学反応の触媒をするものは何か.

（　　　　　　　　　　　　　）

問34 酵素が働きかける物質（基質）は決まっている.このような酵素の性質を何というか.

（　　　　　　　　　　　　　）

問35 酵素は基質が決まっているだけではなく,それが関与する化学反応も決まっている.このような性質を何というか.

（　　　　　　　　　　　　　）

問36 酵素にはそれぞれ最大の活性を示す温度がある.それを何というか.

（　　　　　　　　　　　　　）

問37 ヒトの体内で働く酵素の最適温度はだいたい同じである.およそ何℃か.

（　）1. 20℃
（　）2. 37〜40℃
（　）3. 50〜55℃

問38 酵素にはそれぞれ最大の活性を示すpHがある.そのpHを何というか.

（　　　　　　　　　　　　　）

問39 胃で分泌されるペプシン,すい臓から分泌されるトリプシンは,いずれもタンパク質分解酵素である.最適pHはそれぞれどのくらいか.

（　　　　　　　　　　　　　　　　　　　　）

問40 酵素分子には,化学反応を触媒するのに直接関わる部位がある.これを何というか.

（　　　　　　　　　　　　　）

* おさえておきたいタンパク質

問 41 筋肉の主要なタンパク質は2種類ある．その組み合わせで正しいものはどれか．

( ) 1. アクチン，トロポニン
( ) 2. アクチン，ミオシン
( ) 3. ミオシン，トロポミオシン

問 42 筋肉の主要タンパク質のうち，ATPをADPとリン酸に分解するATPase活性をもつものは何か．

(　　　　　　　　　　　　　)

問 43 血液（血しょう）中に溶けている最も主要なタンパク質で，さまざまな物質を弱く結合して，運搬する機能のあるタンパク質はどれか．

( ) 1. アルブミン
( ) 2. グロブリン
( ) 3. フィブリノーゲン

問 44 血しょうタンパク質を分析する技術の一つで，タンパク質を分離（分画）させるために電気を使う方法を何というか．

(　　　　　　　　　　　　　)

問 45 細胞外からの情報を受けとめるタンパク質をまとめて何というか．

( ) 1. 受容体タンパク質
( ) 2. 輸送タンパク質
( ) 3. 構造タンパク質

問 46 タンパク質またはポリペプチドでできたホルモンや成長因子の受容体タンパク質はどこにあるか．

( ) 1. 細胞の核内
( ) 2. 細胞質基質内
( ) 3. 細胞膜上

Memo

第4章 タンパク質

問 47 ステロイドホルモンの受容体タンパク質はどこにあるか.

（　）1. 細胞の核内
（　）2. 細胞質基質内
（　）3. 細胞膜上

問 48 生体防御に関わる抗体などのタンパク質をまとめて何というか.

（　）1. 防御タンパク質
（　）2. 血しょうタンパク質
（　）3. グロブリン

問 49 構造タンパク質の一種で，人体に最も多く存在する線維状のタンパク質は何か.

（　　　　　　　　　　　　）

問 50 コラーゲン分子の構造的特徴はどれか.

1.（　）　　2.（　）　　3.（　）

問 51 卵白に含まれるオバルブミンや，乳に含まれるカゼインなどのように栄養のためのタンパク質を何というか.

（　　　　　　　　　　　　）

問 52 滋養タンパク質の特徴は何か.

（　　　　　　　　　　　　　　　　　　）

✳︎ タンパク質のまとめ

問1　タンパク質の重要性

ヒトの体を構成する成分のうち，①_____の次に多い物質は②_____である．多い理由は，多くの重要な機能を担っているからである．たとえば，生体触媒ともよばれる③_____，④_____や成長因子，あるいはそれらの⑤_____として働くものがある．ほかにも，体を支えたり，動かしたりするのも，タンパク質の役割である．ただし，個々のタンパク質分子は万能ではない．さまざまな構造をした分子がつくられ，それらが別の機能を担当することで，多彩な機能を発揮しているようにみえるのである．たとえば，ヒトのタンパク質は約⑥_____種類もあり，これらがそれぞれの役割を果たすことで，生命が維持できているのである．

問2　物質としてのタンパク質

タンパク質は，数十個以上の①_____が②_____結合によって，鎖状に結合した③_____からできている．アミノ酸は，種類によってその化学的性質が異なる．このため，タンパク質の性質は，どんな④_____のアミノ酸が，どのような⑤_____で，いくつつながっているかによって決まる．これらは⑥_____によって指令されている．遺伝子に指令されているアミノ酸は⑦_____種類だが，生体のタンパク質を調べるとそれ以上の種類のアミノ酸を含んでいることもある．これは，タンパク質がいったん出来上がってから化学修飾を受けることによる．これを⑧_____という．

問3　アミノ酸

アミノ酸は，同じ炭素原子にアミノ基とカルボキシル基が結合した構造をもつ．このうち①_____基は正に，②_____基は負に荷電しうる性質があるので，アミノ酸は両性電解質としての性質がある．アミノ酸は，③_____とよばれる部分の構造で分類される．側鎖が最も単純な④_____の構造をしたアミノ酸は⑤_____である．ヒトの体内で合成できないアミノ酸は⑥_____種類あり，これらは食事で摂らねばならないアミノ酸で，必須アミノ酸とよばれる．なお，各種のアミノ酸は⑦_____文字もしくは1文字の英字略号で示すことが決められている．

第4章 タンパク質

問4 タンパク質の構造

構成するアミノ酸の配列順序のことを，そのタンパク質の①＿＿＿＿＿という．各タンパク質の一次構造は，②＿＿＿＿によって決められている．タンパク質の二次構造は，比較的近くにある水素原子と酸素原子が③＿＿＿＿することでできる部分的な立体構造で，例としては，④＿＿＿ヘリックス構造や，⑤＿＿＿シート構造などがある．二次構造をとったタンパク質は，さらに折りたたまれて特有の立体構造をつくる．このような立体構造を⑥＿＿＿＿といい，これは⑦＿＿＿＿＿（S－S）結合，⑧＿＿＿＿結合，水素結合，イオン結合などの⑨＿＿＿結合で維持されている．このような三次構造をとったポリペプチド鎖は，いくつか集まって非共有結合をして⑩＿＿＿＿をつくることがある．

問5 タンパク質の変性

タンパク質の二次構造から四次構造をまとめて①＿＿＿＿＿ということがある．タンパク質が機能を発揮するためには高次構造は重要で，その維持には周囲が②＿＿＿に囲まれていなければならない．しかし，たとえ水に囲まれているとしても，高次構造は，③＿＿＿，＿＿＿＿，＿＿＿＿，重金属イオン，有機溶媒や④＿＿＿＿などによって失われることがある．これを⑤＿＿＿という．タンパク質は変性すると，本来の性質がなくなったり，機能を発揮することができなくなったりする．変性のほとんどは⑥＿＿＿＿で，タンパク質分解酵素によって⑦＿＿＿＿されやすくなる．

問6 主要なタンパク質の機能

タンパク質には，生体触媒として各種の①＿＿＿＿＿を起こりやすくする②＿＿＿＿のほか，ホルモンや③＿＿＿＿などの④＿＿＿＿＿タンパク質，筋肉をつくっている⑤＿＿＿＿やミオシンなどの⑥＿＿＿＿タンパク質，体内で物質を運ぶアルブミンなどの⑦＿＿＿＿タンパク質，ホルモンや成長因子などを受け止める⑧＿＿＿＿タンパク質，体を守るために⑨＿＿＿＿とたたかう生体防御に関連した⑩＿＿＿＿＿などの⑪＿＿＿＿タンパク質，体の形を維持したり支えたりするコラーゲンなどの⑫＿＿＿＿タンパク質などがある．このほかには，もっぱら体の栄養になるために⑬＿＿＿＿＿をバランスよく含んだ⑭＿＿＿＿タンパク質もある．

第5章 核 酸

＊おさえておきたい核酸

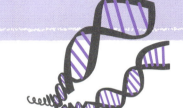

Memo

問1 核酸は2種類に分けられる．何と何か．
（　　　　　　　　　　　　　　　　　　　）

問2 ヒトを含む生物の遺伝子の化学的本体を成す核酸は何か．
（　　　　　　　　　　　）

問3 遺伝子の情報に基づいてタンパク質を作る過程（遺伝子発現）に働く核酸は何か．
（　　　　　　　　　　　）

問4 インフルエンザウイルスやヒト免疫不全ウイルス（HIV）の遺伝子の化学的本体を成す核酸は何か．
（　　　　　　　　　　　）

問5 核酸を構成する単位はヌクレオチドとよばれる．その構成はどれか．

（　）1．リン酸—糖—塩基
（　）2．糖—リン酸—塩基
（　）3．リン酸—塩基—糖

問6 DNAを構成する糖はどれか．

（　）1．グルコース（ブドウ糖）
（　）2．リボース
（　）3．デオキシリボース

問7 RNAを構成する糖はどれか．

（　）1．グルコース
（　）2．麦芽
（　）3．リボース

問8 デオキシリボースとリボースの違いは何か．
（　　　　　　　　　　　　　　　　　　　）

第5章 核　酸

問9 次の図のうちデオキシリボースの構造式はどれか．

1. (　)　　2. (　)　　3. (　)

問10 デオキシリボースとリボースに共通した特徴は何か．

(　　　　　　　　　　　　　　　　　　　)

問11 ヌクレオチドからリン酸を取り除いた構造(糖―塩基)を何というか．

(　　　　　　　　　　　　　)

問12 ヌクレオチドの一種で「生体内におけるエネルギーの通貨」ともよばれる物質は何か．

(　　　　　　　　　　　　　)

問13 アデノシンとはどのような構造か．

(　　　　　　　　　　　　　)

問14 ATPのリン酸はリボースとアデニンのどちらに結合しているか．

(　　　　　　　　　　　　　)

問15 DNAを構成する4種類の塩基は何か．

(　　　　　　　　　　　　　　　　　　　)

問16 RNAを構成する4種類の塩基は何か．

(　　　　　　　　　　　　　　　　　　　)

問17 核酸を構成する塩基のうち，プリン核をもちプリン塩基とよばれる2種類の塩基は何か．

(　　　　　　　　　　　　　　　　　　　)

* おさえておきたい核酸

問 18 プリン核はどれか.

1. (　)　　2. (　)　　3. (　)

問 19 核酸を構成する塩基のうち,ピリミジン核をもちピリミジン塩基とよばれる3種類の塩基は何か.

(　　　　　　　　　　　　　)

問 20 ピリミジン核はどれか.

1. (　)　　2. (　)　　3. (　)

問 21 DNAはRNAとは異なる特徴的な立体構造をとる.その構造はどれか.

(　) 1. シート状構造
(　) 2. 二重らせん構造
(　) 3. 三重らせん構造

問 22 DNAやRNAの鎖には方向性がある.上流と下流の方向性はデオキシリボースまたはリボースの化学的な構造の向きから名付けられている.それぞれ何とよばれているか.

(　　　　　　　　　　　　　　　　　　　　)

問 23 DNAの二重らせんの太さ(直径)は,ヒトの髪の毛の2万分の1程度といわれる.ナノメートル(nm)単位で表すとどのくらいか.

(　　　　　　　　　　　　　　　　　　　　)

Memo

第5章 核 酸

問24 DNAやRNAを構成する塩基は，決まった組み合わせで水素結合により結合する．正しいものはどれか．

( ) 1. アデニンとチミン，アデニンとウラシル，グアニンとシトシン
( ) 2. アデニンとグアニン，シトシンとチミン，シトシンとウラシル
( ) 3. アデニンとウラシル，グアニンとシトシン，グアニンとチミン

問25 アデニンとチミンの間には2ヵ所の水素結合がある．グアニンとシトシンの間にある水素結合の数はどれか．

( ) 1. 1ヵ所
( ) 2. 2ヵ所
( ) 3. 3ヵ所

問26 DNAのなかの塩基の割合として，正しいものはどれか．

( ) 1. アデニンとチミン，グアニンとシトシンがそれぞれ同じ割合
( ) 2. アデニンとシトシン，チミンとグアニンがそれぞれ同じ割合
( ) 3. アデニンとグアニン，シトシンとチミンがそれぞれ同じ割合

問27 分子内にグアニンとシトシンを比較的多く含むDNAは，どのような特徴があるか．

(　　　　　　　　　　　　　　　　　　　　)

問28 ヒトのほとんどの細胞には，核のほかにもDNAのある細胞小器官がある．その器官はどれか．

( ) 1. 小胞体
( ) 2. ミトコンドリア
( ) 3. ゴルジ体

問29 ヒトの血液中にある細胞のなかで，核やミトコンドリアがなく，DNAを含まない細胞は何か．

(　　　　　　　　　　　　　　　　　　　　)

* おさえておきたい核酸

Memo

問 30 植物の細胞において，核やミトコンドリア以外に DNA をもつ細胞小器官は何か．

（　　　　　　　　　　　　　）

問 31 ミトコンドリアにある DNA（ミトコンドリア DNA）や葉緑体にある DNA（葉緑体 DNA）の特徴は何か．

（　　　　　　　　　　　　　　　　　　　　　）

問 32 ミトコンドリア DNA や葉緑体 DNA の機能は何か．

（　　　　　　　　　　　　　　　　　　　　　　　　　）

問 33 大腸菌などの原核生物の遺伝子は DNA でできている．その構造上の特徴は何か．

（　　　　　　　　　　　　　　　　　　　　　）

問 34 ヒトの核内にある遺伝子を構成している DNA（核 DNA）の存在様式について，正しいものはどれか．

（　）1．数十本に分かれて，タンパク質とともに染色体を構成している
（　）2．2本に分かれて，それぞれが染色体の構造をとっている
（　）3．長い1本のまま，浮遊している

問 35 ヒトの核 DNA は環状ではなく，端のある線状である．その端にある特徴的な構造は何か．

（　　　　　　　　　　　）

問 36 テロメアの役割はどれか．

（　）1．遺伝子として，タンパク質を指令する
（　）2．染色体構造の安定に関わっている
（　）3．DNA がヒストンと結合する部位

第5章 核　酸

問 37 テロメアの構造について，正しいものはどれか．

( ) 1. グアニンとシトシンだけからなる
( ) 2. アデニンとチミンだけからなる
( ) 3. 特定の塩基配列の繰り返し構造

問 38 ヒトの多くの細胞（体細胞）一個に含まれる DNA をつなぎ合わせた長さはどれか．

( ) 1. 10 cm
( ) 2. 1 m
( ) 3. 2 m

問 39 ヒトの多くの細胞（体細胞）一個に含まれる DNA の塩基対数はどれか．

( ) 1. 約 6,000 万塩基対
( ) 2. 約 6 億塩基対
( ) 3. 約 60 億塩基対

問 40 ヒトの生殖細胞である精子や卵（卵子）に含まれる DNA は，塩基対にしてどのくらいか．

( ) 1. 体細胞と同じ約 60 億塩基対
( ) 2. 体細胞の 2 倍の約 120 億塩基対
( ) 3. 体細胞の半分の約 30 億塩基対

問 41 RNA は 3 種類ある．メッセンジャー RNA（mRNA あるいは伝令 RNA），運搬 RNA（tRNA）と，あと 1 種類は何か．

（　　　　　　　　　　　　　　　　）

問 42 3 種類の RNA のうち，細胞内に最も大量（約80%）にあるのは何か．

（　　　　　　　　　　　　　　　　）

* おさえておきたい核酸

Memo

問 43 mRNA の役割はどれか．

( ) 1. 核内遺伝子の情報を写し取り，細胞質基質へ移動して情報を伝える
( ) 2. 細胞質にあるアミノ酸をリボソームへ運び，ポリペプチド合成に働く
( ) 3. タンパク質と複合体を形成しリボソームを構成する

問 44 tRNA の役割はどれか．

( ) 1. 細胞質にあるアミノ酸をリボソームへ運び，ポリペプチド合成に働く
( ) 2. タンパク質と複合体を形成しリボソームを構成する
( ) 3. ミトコンドリアにあり，ミトコンドリアの増殖に関わる

問 45 クローバーが折りたたまれた形をしていると考えられている RNA は何か．

(　　　　　　　　　　　　　)

第5章 核　酸

＊核酸のまとめ

問1　核酸とは

核酸は，死んだ白血球（好中球など）が多く含まれている膿から①＿＿＿＿の物質が抽出されたことから命名された．核酸には②＿＿＿＿＿＿（DNA）と③＿＿＿＿＿（RNA）がある．DNAは④＿＿＿＿の化学的本体で，⑤＿＿＿＿＿は遺伝子の情報に基づいてタンパク質をつくる過程，すなわち遺伝子⑥＿＿＿＿の補助的な役割をもつ分子である．DNAもRNAも⑦＿＿＿＿＿＿＿＿＿とよばれる「リン酸－⑧＿＿＿－⑨＿＿＿＿」で出来た単位が多数重合したポリヌクレオチドの鎖より成っている点が共通している．

問2　DNAとRNAの違い

DNAもRNAもポリヌクレオチドの鎖より成っているが，DNAは①＿＿本の鎖が右にねじれた②＿＿＿＿＿＿構造をしているのに対し，RNAは例外を除けば③＿＿本の鎖より成っている．また，DNAの糖は④＿＿＿＿＿＿＿＿，RNAの糖は⑤＿＿＿＿＿で，いずれも⑥＿＿＿＿だが，デオキシが「酸素のとれた」の意味であることからもわかるように，リボースから⑦＿＿＿原子が一つとれた構造をした分子がデオキシリボースである．リボースに比べるとデオキシリボースは化学的に⑧＿＿＿＿で，この性質はそのままDNAとRNAに反映されている．すなわちDNAはRNAより分解され⑨＿＿＿＿，この点は両者の役割を考えると理に適っている．

問3　DNAやRNAを構成する塩基

核酸を構成する塩基には，①＿＿＿＿＿＿（A），②＿＿＿＿＿＿（G），③＿＿＿＿＿＿（C），④＿＿＿＿＿（U），および⑤＿＿＿＿＿（T）がある．いずれも⑥＿＿＿原子を含む複素環化合物で，AとGは⑦＿＿＿＿とよばれる構造をもつので⑧＿＿＿＿塩基，C，UとTは⑨＿＿＿＿＿＿とよばれる構造をもつので⑩＿＿＿＿＿塩基とよばれる．DNAはA，G，Cおよび⑪＿＿＿を含むのに対し，RNAはA，G，CのほかにTではなく⑫＿＿＿を含む点が異なる．DNAにはAとT，GとCが，それぞれ同数含まれているのが特徴である．これはAとT，GとCが分子内で⑬＿＿＿を成していることによる．こうした構造上の特徴から，DNAの2本の鎖は，一方の塩基配列が決まると他方も決まる性質がある．この性質を⑭＿＿＿＿＿という．

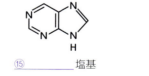
⑮＿＿＿＿＿塩基

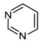
⑯＿＿＿＿＿塩基

問4　DNA の塩基対と変性

DNA を①_____処理や水素結合切断剤（尿素やホルムアミド）で処理すると，塩基対の②_____が切れ，二重らせんがほどけて1本ずつの鎖になる．これが DNA の③_____である．A と T の対の間の④_____結合は⑤_____本だが，G と C の対の間の⑥_____結合は⑦_____本ある．このため，G と C が多い DNA を加熱して変性させるためには，比較的⑧_____い温度にする必要が生じる．加熱処理により変性した DNA は，温度を下げると相補性がある部分同士で再び水素結合して⑨_____構造をとる．この現象を⑩_____という．これは変性した DNA の1本の鎖が複数あるとき，⑪_____があるか否かを調べる実験に応用される．

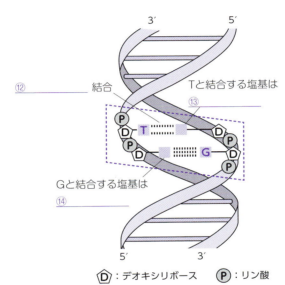

問5　DNA の細胞内における存在様式

DNA は非常に細長い物質で，ヒトの体細胞に含まれる DNA をつなげると長さは約①_____m にもなる．この長い DNA を，1 mm の 100～200 分の 1 の大きさの細胞の核内に納めるためのしくみがある．すなわち，DNA は②_____とよばれる③_____タンパク質や，そのほかのタンパク質とともに折りたたまれて④_____を形成しているのである．ヒトの体細胞の染色体は⑤_____本あり，生殖細胞の染色体は⑥_____本である．これらのほか，ヒトなどの多細胞動物細胞では⑦_____に，多細胞植物細胞では⑧_____と⑨_____に，それぞれ小さい DNA が含まれている．これらの DNA は染色体の構造をしておらず，端がない⑩_____の構造をしている．これは細菌など原核生物の DNA と同じ構造で，細胞の進化における⑪_____を支持する状況証拠の一つとなっている．

問6　3種類のRNA

RNAには，伝令RNA（①　　　　），運搬RNA（②　　　　），および，リボソームRNA（③　　　　）の3種類がある．これらは，1本のRNAの鎖から成り，いずれも④　　　　の塩基配列情報からつくられるが，役割が異なる．mRNAはタンパク質の一次構造，すなわちアミノ酸配列の情報を伝え，tRNAはタンパク質合成の材料の⑤　　　　を運び，rRNAはタンパク質合成の場所である⑥　　　　を構成するなど，それぞれが細胞内で重要な役割を分担している．RNAの鎖はDNAの鎖よりも⑦　　　　が，まっすぐの状態ではなく，⑧　　　　　　　　か，あるいは部分的に短い2本鎖構造をとっていることもある．これらの構造は機能と関連があり，加熱で構造は壊れる．これがRNAの⑨　　　　である．

第6章 無機質

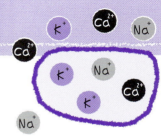

＊おさえておきたい無機質

> Memo

問1 無機質の説明で正しいのはどれか．

( ) 1. 三大栄養素の一つで，エネルギー源として重要
( ) 2. 糖質(炭水化物)，脂質，タンパク質，ビタミンとともに五大栄養素の一つで，ミネラルともよばれる
( ) 3. 食物繊維の主成分

問2 無機質の説明で正しいのはどれか．

( ) 1. 無機物と同じ意味
( ) 2. 有機物を構成する4種類の主要元素(C，H，O，N)以外で，何らかの生理的意義をもつ元素
( ) 3. カルシウム(Ca)，カリウム(K)，鉄(Fe)，マグネシウム(Mg)などの生体に必要な金属元素

問3 有機物の主要元素に，Ca, K, Fe, Mg, イオウ(S), リン(P)の6種類の重要な無機質を加えた，十種類の元素をまとめて何というか．

(　　　　　　　　　　　　　　　)

問4 日本の健康増進法に基づく食事摂取基準の対象として，厚生労働省により定められている無機質は何種類あるか．

(　　　　　　　　　　　　　　　)

問5 無機質のうち，生体に最も豊富に含まれているのはどれか．

( ) 1. Ca
( ) 2. P
( ) 3. S

問6 生体に必要な元素のうち一種類でも欠くと，成長全体に重要な影響を及ぼすという．このような考えを何というか．

(　　　　　　　　　　　　　　　)

第6章 無機質

問7 生体には微量にしか存在しないが、重要な元素がある。それらを何というか。

（　　　　　　　　　　　　　　　）

問8 微量元素の例を4つ以上あげよ。

（　　　　　　　　　　　　　　　）

問9 ヒトの生体内において、カルシウムが最も多く存在する部位はどこか。

（　）1．筋肉
（　）2．骨や歯
（　）3．軟骨

問10 俗にカルシウムの貯蔵庫ともよばれる器官は何か。

（　　　　　　　　　　　　　　　）

問11 骨におけるカルシウムの状態はどれか。

（　）1．単体としてのカルシウムのかたまり
（　）2．リン酸カルシウム
（　）3．炭酸カルシウム

問12 歯におけるカルシウムの化合物はどれか。

（　）1．リン酸カルシウム
（　）2．ハイドロキシアパタイト（水酸化リン酸カルシウム）
（　）3．塩化カルシウム

問13 血液に、Ca^{2+}をキレートするエチレンジアミン四酢酸、Ca^{2+}と結合して沈殿物をつくるクエン酸やシュウ酸アンモニウムなどを加えると示す作用はどれか。

（　）1．溶血防止
（　）2．血液凝固の阻止
（　）3．血液凝固の促進

*おさえておきたい無機質

問 14 Ca^{2+}の代謝調節に関わる2種類のホルモンの組み合わせはどれか.

( ) 1. パラトルモン,カルシトニン
( ) 2. インスリン,グルカゴン
( ) 3. アンドロゲン,エストロゲン

問 15 細胞内外のCa^{2+}の濃度のバランスで正しいのはどれか.

1. ( )　　　2. ( )　　　3. ( )

問 16 多くのタンパク質の三次構造(立体構造)形成に重要なジスルフィド結合をつくる元素で,メチオニンやシステインなどのアミノ酸の側鎖に含まれる無機質は何か.

(　　　　　　　　　　　　)

問 17 表皮の角質や髪の毛の主要タンパク質のケラチンに多く含まれている無機質は何か.

(　　　　　　　　　　　　)

問 18 酸素呼吸に関わるシトクロムc,過酸化水素の分解を触媒するカタラーゼ,過酸化水素を利用した酸化反応に関わるペルオキシダーゼなどの酵素分子に共通して含まれる無機質は何か.

(　　　　　　　　　　　　)

問 19 血液を固まらなくする作用で知られるヘパリンは肝臓で合成されるグリコサミノグリカン(多糖類の一種)である.これに含まれる無機質は何か.

(　　　　　　　　　　　　)

第6章 無機質

問20 ビタミン B_1 を構成する無機質は何か．

(　　　　　　　)

問21 ビタミン B_7 ともよばれるイオウを含む化合物はどれか．

( ) 1. 葉酸
( ) 2. リボフラビン
( ) 3. ビオチン

問22 赤血球の内部にあるヘモグロビンや，筋肉内にあるミオグロビンなどの酸素の運搬に関与しているタンパク質を構成している無機質は何か．

(　　　　　　　)

問23 アデノシン三リン酸(ATP)に含まれ，生体内のエネルギー代謝に重要な無機質は何か．

(　　　　　　　　　　　　)

問24 結合組織のコンドロイチン硫酸は，ヒアルロン酸の一部に硫酸が結合した有機化合物である．含まれる無機質は何か．

(　　　　　　　　　　　　)

* おさえておきたい無機質

Memo

問25 アルカリ金属であるナトリウム(Na)とカリウム(K)は，生体内ではどちらもイオンの形で存在する．細胞内外の分布について正しいのはどれか．

1. ( )   2. ( )   3. ( )

問26 Na^+もK^+も神経伝導に関与している．このときみられない現象はどれか．

( ) 1. 神経細胞に何らかの刺激が加わると，細胞内のK^+が細胞外へ流出する

( ) 2. 神経細胞に何らかの刺激が加わると，細胞外のNa^+が細胞内に流入する

( ) 3. 神経細胞に何らかの刺激が加わると，細胞外のK^+が細胞内に流入する

問27 骨や歯にカルシウムとともに(カルシウム塩として)多く(約80%)が存在し，加工食品に使われる食品添加物に多く含まれていることから，欠乏症よりも過剰症のほうが懸念されている無機質は何か．

(　　　　　　　　　　　　　　　)

問28 リンはカルシウムと1:1のバランスで摂取するのがよいといわれる．リンだけを多く摂取すると起こる問題は何か．

(　　　　　　　　　　　　　　　)

問29 DNAを構成し，細胞膜などの生体膜にも必ず含まれている無機質は何か．

(　　　　　　　　　　　　　　　)

問30 血しょう中に存在するトランスフェリンは，ある無機質を結合して造血組織に運ぶ働きがある．この無機質は何か．

(　　　　　　　　　　　　　　　)

第6章 無機質

問31 脳や脊髄などの有髄神経に多く含まれるスフィンゴミエリンは、脂肪酸、スフィンゴシン、およびホスホリルコリンから成る。リン(P)が含まれるのはどれか。

( ) 1. 脂肪酸
( ) 2. スフィンゴシン
( ) 3. ホスホリルコリン

問32 生体では骨や筋肉に多く分布し、欠乏すると疲労や筋力低下、筋肉痛、けいれんや心臓病などにつながる無機質は何か。

(　　　　　　　　　　)

問33 細胞内ではカリウムイオン(K^+)の次に多い陽イオンで、神経や筋肉の興奮性を低下させるイオンはどれか。

( ) 1. カルシウムイオン(Ca^{2+})
( ) 2. マグネシウムイオン(Mg^{2+})
( ) 3. ナトリウムイオン(Na^+)

問34 緑色植物の光合成に関わる色素・クロロフィルの分子の内部に必ず含まれている無機質は何か。

(　　　　　　　　　　)

問35 海産物に多く含まれ、海に接しない大陸の地方では、しばしば甲状腺異常などの欠乏症が問題となる無機質は何か。

(　　　　　　　　　　)

* おさえておきたい無機質

問36 摂取すると血液を経由して甲状腺に集まり，甲状腺ホルモンの材料としてなくてはならない無機質は何か．

（　　　　　　　　　　　）

問37 食品では豆腐の製造（豆乳タンパク質の塩析による凝固）に使われる「にがり」の主成分でもあり，多く摂取すると下痢を起こす無機質は何か．

（　　　　　　　　　　　）

問38 水には溶けないが，ヨウ素ヨウ化カリウム水溶液にはよく溶けるため，これが殺菌・消毒薬として用いられる微量元素は何か．

（　　　　　　　　　　　）

問39 スーパーオキシドジスムターゼ（SOD）などの酵素の捕因子として働く微量元素で，欠乏すると骨の異常や成長不良，過剰摂取では運動失調，パーキンソン病などを起こす無機質は何か．

（　　　　　　　　　　　）

問40 生体内における金属元素としては鉄の次に多く，欠乏すると成長障害，食欲不振，皮疹，創傷治癒障害，うつ状態，免疫機能低下，味覚異常，生殖機能異常，脱毛，催奇形性などを引き起こす無機質はどれか．

（　）1．銀（Ag）
（　）2．銅（Cu）
（　）3．亜鉛（Zn）

問41 自然界に広く存在し，微量であれば人体に必須で，抗酸化作用（抗酸化酵素の合成に必要）があるが，必要量の2倍以上の量で毒性を示す微量元素は何か．

（　　　　　　　　　　　）

問42 遺伝子機能の調節に働く転写因子などの構造（ジンクフィンガー）の安定化に寄与する微量元素は何か．

（　　　　　　　　　　　）

Memo

第6章 無機質

問 43 酸素呼吸に関連する酵素であるシトクロム c 酸化酵素や,有毒な活性酸素の除去に働くスーパーオキシドジスムターゼ(SOD)の活性中心を構成し,軟体動物や節足動物の酸素運搬タンパク質であるヘモシアニンの活性中心も構成する微量元素は何か.

(　　　　　　　　　　　)

問 44 ビタミン B_{12} の分子に含まれ,欠乏すると悪性貧血を引き起こす微量元素は何か.

(　　　　　　　　　　　)

問 45 100種類以上の酵素の活性維持に関与することが知られ,生体内では骨,ひ臓のほか精液に多く,適度な量の摂取は男性の精子形成の増加,性欲の亢進が認められる無機質は何か.

(　　　　　　　　　　　)

✳︎ 無機質のまとめ

問1　無機質とは？

無機質は①＿＿＿＿＿ともよばれ，糖質（炭水化物），脂質（脂肪），タンパク質，ビタミンとともに，②＿＿＿＿＿の一つである．有機物を構成する炭素，水素，酸素，窒素の４つの主要元素以外の元素で，何らかの③＿＿＿＿＿をもつ元素のことである．健康増進法に基づく食事摂取基準の対象として，厚生労働省によって定められている無機質は④＿＿＿種類ある．具体的には⑤＿＿＿＿＿，＿＿＿＿＿，＿＿＿＿＿，＿＿＿＿＿，＿＿＿＿＿，＿＿＿＿＿，ナトリウム，マグネシウム，マンガン，モリブデン，ヨウ素，およびリンである．これとは別に十大元素とよばれる重要な元素群もある．それは有機物を構成する主要な４元素に，カルシウム，⑥＿＿＿＿＿，＿＿＿＿＿，マンガン，イオウおよびリンを加えた元素群である．

問2　微量元素

無機質のうちで，人体に最も豊富に含まれているのは，①＿＿＿＿や歯をつくっている②＿＿＿＿＿である．しかし，カルシウム以外のほとんどの種類の無機質は，人体には目に見えるほどの形では存在しない．無機質のなかには③＿＿＿＿＿とよばれる極わずかしか存在しない成分もある．たとえば④＿＿＿＿＿，マンガン，ホウ素，銅，モリブデン，コバルト，ヨウ素である．微量しか存在しないが，これら微量元素のうち１種類でも欠くと成長や健康の維持に重要な影響が出ることが知られている．このような考えは⑤＿＿＿＿＿の⑥＿＿＿＿＿，もしくは⑦＿＿＿＿＿の最少量の法則という．

問3　カルシウム

骨や歯を構成する重要な無機質である①＿＿＿＿＿は単体としては存在しない．骨には②＿＿＿＿＿，歯には③＿＿＿＿＿ともよばれる④＿＿＿＿＿という化合物の形でそれぞれ存在している．これらは貝殻や石灰岩の主成分である⑤＿＿＿＿＿とも異なる化合物である．人体に含まれるカルシウムの一部はイオン⑥＿＿＿＿＿の形で細胞内外のいたる所に分布し，さまざまな生理的な役割を担っている．これらが不足してくると⑦＿＿＿の一部が溶けてCa^{2+}を供給するしくみになっている．このため，骨のことを俗に⑧＿＿＿＿＿の貯蔵庫ということもある．

第6章 無機質

問4 リン

リンは，骨や歯において①＿＿＿＿＿とともに化合物の形で存在し，②＿＿＿＿＿やRNAなどの核酸を構成する元素で，③＿＿＿＿＿などの生体膜をつくる④＿＿＿＿＿にも必ず含まれている．カルシウムと結びつきやすいことから，リンを多く摂取すると⑤＿＿＿＿＿の問題が起こる．さらにリンは，生体内のエネルギー代謝にも強く関わっており，いわゆるエネルギー通貨物質などともよばれる⑥＿＿＿＿＿＿＿（⑦＿＿＿＿＿）の構成元素でもある．細胞内では，タンパク質のリン酸化および脱リン酸化の形で⑧＿＿＿＿＿に関係する元素でもある．

問5 鉄

鉄は，赤血球の内部にある①＿＿＿＿＿や，筋肉内にある②＿＿＿＿＿など，③＿＿＿＿＿の運搬に関与しているタンパク質を構成している．一方，酸素呼吸に関わる④＿＿＿＿＿，過酸化水素の分解を触媒する⑤＿＿＿＿＿，過酸化水素を利用した酸化反応に関わる⑥＿＿＿＿＿などの酵素の分子に共通して含まれている無機質も⑦＿＿＿＿＿である．体内では，鉄を運ぶタンパク質として⑧＿＿＿＿＿が⑨＿＿＿＿＿中に存在し，血流に乗って，造血組織をはじめとしたさまざまな組織へ鉄を供給している．鉄は不足すると⑩＿＿＿＿＿になるが，過剰症になると⑪＿＿＿＿＿に障害が起こる．

問6 ナトリウム，カリウム，マグネシウム，ヨウ素とイオウ

ナトリウム(Na)，カリウム(K)，マグネシウム(Mg)は，生体内では①＿＿＿＿＿イオンの形で存在し，細胞内外での濃度が異なっている．すなわち，細胞内には②＿＿＿＿＿とMg^{2+}，細胞外には③＿＿＿＿＿がそれぞれ多い傾向がある．マグネシウムは骨や筋肉に多く，欠乏すると④＿＿＿＿＿や筋力低下，筋肉痛，けいれんや心臓病などになる．マグネシウムは豆腐の製造に欠かせない「にがり」の主成分でもあるが，多く摂取すると⑤＿＿＿＿＿を引き起こす．海産物に多く含まれる⑥＿＿＿＿＿は，摂取すると⑦＿＿＿＿＿に集まり，⑧＿＿＿＿＿の材料になる．イオウは⑨＿＿＿＿＿に含まれている無機質で，タンパク質の立体構造ともよばれる⑩＿＿＿＿＿構造の形成において重要な⑪＿＿＿＿＿結合をつくっている．

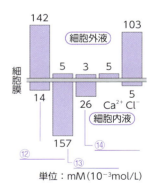

単位：mM(10^{-3}mol/L)

第7章 ホルモンとサイトカイン

＊おさえておきたいホルモンとサイトカイン

Memo

問1 内分泌器官で合成，分泌され，血液を通して体内を循環し，特定の器官の細胞の働きを調節する情報伝達物質は何か．

（　　　　　　　　　　　　）

問2 体内のさまざまな細胞で合成，分泌され，近傍にある細胞の増殖や分化，あるいは細胞死などを制御する情報伝達物質は何か．

（　　　　　　　　　　　　）

問3 ホルモンとサイトカインの共通点は何か．

（　　　　　　　　　　　　　　　　　　　　）

問4 ホルモンとサイトカインの違いはどれか．

（　）1．ホルモンはステロイドのみ，サイトカインはタンパク質のみ
（　）2．ホルモンは内分泌器官のみに働き，サイトカインはすべての細胞に働く
（　）3．ホルモンは内分泌器官で合成，分泌されるが，サイトカインの合成，分泌はさまざまな細胞で行われる

問5 ホルモンは物質的には3種類に分けられる．正しいものはどれか．

（　）1．ペプチド（タンパク質，糖タンパク質を含む），ステロイド，アミン
（　）2．糖質，脂質，タンパク質
（　）3．ブドウ糖，アミノ酸，ヌクレオチド

問6 ホルモンについて，正しいものはどれか．

（　）1．ほとんどのホルモンは食品からも摂ることができる
（　）2．医薬品として利用されている
（　）3．体の成長が終わったあとは合成，分泌されない

第7章 ホルモンとサイトカイン

問7 ホルモンやサイトカインが働きかける器官や細胞をそれぞれ何というか．

（　　　　　　　　　　）

問8 標的細胞を特徴づけているものは何か．

（　　　　　　　　　　　　　）

問9 サイトカインについて正しいものはどれか．

（　）1．免疫に関係するものが多く，リンパ球が分泌するものはリンホカインとよばれる

（　）2．おもに血液に含まれ，全身の細胞に運ばれて作用する

（　）3．受容体は細胞の内側（細胞質）にある

問10 ペプチドホルモンの例を2つあげよ．

（　　　　　　　　　　）

問11 ステロイドホルモンの例を2つあげよ．

（　　　　　　　　　　）

問12 アミンホルモンの例を1つあげよ．

（　　　　　　　　　　）

問13 血糖値を調節するホルモンを3つあげよ．

（　　　　　　　　　　　　　）

問14 血糖値を下げるホルモンはどれか．

（　）1．インスリン

（　）2．グルカゴン

（　）3．糖質コルチコイド

Memo

*おさえておきたいホルモンとサイトカイン

問15 インスリンとグルカゴンは同じ器官から分泌される．次のうちどこか．

1. (　)　　　　2. (　)

3. (　)

問16 インスリンが合成，分泌される細胞はすい臓のどこか．
(　　　　　　　　　　　　　　　　　　　　　　　)

問17 インスリンについて，正しくないのはどれか．

(　) 1. 分子量5,700のペプチドである
(　) 2. 経口投与が有効で，注射による投与は有効ではない
(　) 3. おもに筋肉，肝臓，脂肪組織に働く

問18 インスリンが血糖値を下げるメカニズムはどれか．

(　) 1. おもに筋肉，肝臓，脂肪組織で，細胞へのグルコースの取り込みを促進し，グリコーゲンの産生，グルコースの酸化，グルコースの脂肪への転化
(　) 2. おもに筋肉，肝臓，脂肪組織で，グリコーゲンの分解を促進
(　) 3. 糖新生の阻害

第7章 ホルモンとサイトカイン

問 19 グルカゴンが合成,分泌される細胞はすい臓のどこか.

（　　　　　　　　　　　　　　　　　　　　）

問 20 グルカゴンが血糖値を上げるメカニズムはどれか.

（　）1. おもに筋肉でのグリコーゲンの分解を促進
（　）2. おもに肝臓でのグリコーゲンの分解を促進
（　）3. おもに筋肉での糖新生を促進

問 21 糖質コルチコイドが合成,分泌されるところはどこか.

（　　　　　　　　　　　　　　　　　　　　）

問 22 糖質コルチコイドが血糖値を上げるメカニズムを答えよ.

（　　　　　　　　　　　　　　　　　　　　）

問 23 卵胞(ろ胞)ホルモンであるエストロゲンが分泌される女性特有の器官はどこか.

（　　　　　　　　　　　　　　　　　　　　）

問 24 アンドロゲンが分泌される男性特有の器官はどこか.

（　　　　　　　　　　　　　　　　　　　　）

問 25 エストロゲンやアンドロゲンが分泌される卵巣や精巣以外の器官(部位)はどれか.

（　）1. すい臓(ランゲルハンス島)
（　）2. 副腎(髄質)
（　）3. 副腎(皮質)

* おさえておきたいホルモンとサイトカイン

Memo

問26 間脳の視床下部は内分泌器官である.視床下部はどれか.

1. ( )
2. ( )
3. ( )

問27 視床下部から分泌されるホルモンの作用はどれか.

( ) 1. 下垂体に作用して下垂体からのホルモンの分泌を促進させる
( ) 2. 下垂体に作用して下垂体からのホルモンの分泌を抑制させる
( ) 3. 下垂体に作用して下垂体におけるホルモンの合成を抑制させる

問28 下垂体はいくつものホルモンを分泌する重要な内分泌器官である.下垂体はどれか.

1. ( )
2. ( )
3. ( )

第7章 ホルモンとサイトカイン

問29 下垂体前葉から分泌されるホルモンはどれか.

( ) 1. 性ホルモン（アンドロゲン，エストロゲン）
( ) 2. インスリンとグルカゴン
( ) 3. 成長ホルモン，甲状腺刺激ホルモン，副腎皮質刺激ホルモン，乳腺刺激ホルモン

問30 成長ホルモンの作用は何か．おもなものを2つあげよ．

(　　　　　　　　　　　　　　　　　　　　　　　　　　)

問31 乳腺刺激ホルモンはプロラクチンともよばれる．作用は何か．

(　　　　　　　　　　　　　　　　　)

問32 下垂体前葉から分泌されるホルモンはどれか．

( ) 1. ステロイド
( ) 2. ペプチド（タンパク質，糖タンパク質）
( ) 3. アミン

問33 下垂体後葉から分泌されるホルモンを2つあげよ．

(　　　　　　　　　　　　　　　　　)

問34 バソプレッシンとオキシトシンの働きの組み合わせで正しいのはどれか．

( ) 1. バソプレッシンは利尿作用，オキシトシンは子宮収縮作用
( ) 2. バソプレッシンは抗利尿作用，オキシトシンは利尿作用
( ) 3. バソプレッシンは抗利尿作用，オキシトシンは子宮収縮作用

* おさえておきたいホルモンとサイトカイン

問 35 甲状腺は代謝に関わるホルモンを分泌する．甲状腺はどれか．

1. (　　)　　　　2. (　　)

3. (　　)

問 36 甲状腺は，ホルモンを少なくとも3種類分泌する．1つあげよ．

(　　　　　　　　　　　　)

問 37 甲状腺から分泌されるホルモンのうち基礎代謝を亢進させ，一般に甲状腺ホルモンともよばれる2種類はどれか．

(　) 1. チロキシン(サイロキシン)とトリヨードチロニン(トリヨードサイロニン)
(　) 2. チロキシンとカルシトニン
(　) 3. トリヨードサイロニンとカルシトニン

問 38 甲状腺から分泌されるホルモンのカルシトニンの働きはどれか．

(　) 1. 骨吸収の亢進
(　) 2. 骨形成の亢進
(　) 3. 軟骨形成の促進

Memo

第7章 ホルモンとサイトカイン

問39 チロキシンとトリヨードチロニンは，物質的にはよく似ている．正しい説明はどれか．

( ) 1. どちらもペプチドホルモンで，分子に含まれるヨウ素原子の数が異なる
( ) 2. どちらもステロイドホルモンで，分子に含まれるヨウ素原子の数が異なる
( ) 3. どちらもアミンホルモンで，分子に含まれるヨウ素原子の数が異なる

問40 血液中に十分な量のチロキシンが流れているとき，甲状腺からチロキシンの分泌が抑制されて，恒常性が保てるようなしくみがある．これを何というか．

(　　　　　　　　　　　　　　)

問41 卵胞ホルモン(エストロゲン)が卵巣の卵胞から分泌されると，これは視床下部や下垂体へどのように働きかけるか．正しくないのはどれか．

( ) 1. 卵胞刺激ホルモンの分泌抑制
( ) 2. 卵胞刺激ホルモンの分泌促進
( ) 3. 黄体形成ホルモンの分泌促進

問42 経口避妊薬(俗にピルという)は合成したステロイドホルモンを利用したものである．それはどれか．

( ) 1. 合成卵胞ホルモン(合成エストロゲン)
( ) 2. 合成黄体ホルモン(合成プロゲステロン)
( ) 3. 合成エストロゲンと合成プロゲステロン

問43 副甲状腺の別名は何か．

(　　　　　　　　　　　　　　)

* おさえておきたいホルモンとサイトカイン

問44 副甲状腺から分泌されるホルモンとその働きについて，正しいものはどれか．

（　）1．パラトルモンで，骨形成が亢進される
（　）2．パラトルモンで，骨吸収が亢進される
（　）3．プロラクチンで，骨吸収が更新される

問45 パラトルモンは化学的にはどんな物質か．
（　　　　　　　　　　　　　　）

問46 副腎皮質では，糖質コルチコイドや鉱質コルチコイドなどのステロイドホルモンが合成される．その原料は何か．

（　）1．ブドウ糖
（　）2．アミノ酸
（　）3．コレステロール

問47 副腎皮質から分泌される，鉱質コルチコイドの作用はどれか．

（　）1．血糖値を上げる
（　）2．ナトリウム再吸収，カリウムの排出を促進
（　）3．血圧を上げる

問48 副腎髄質から分泌される，心拍数や血圧を上げ，瞳孔を開き，血糖値を上げるなどの作用があるホルモンは何か．
（　　　　　　　　　　　　　　）

問49 アドレナリンが物質的に分類されるのはどれか．

（　）1．ペプチド
（　）2．ステロイド
（　）3．アミン

問 50 各種ホルモンやサイトカインの受容体の標的細胞における局在について，正しいものはどれか．

( ) 1. すべて細胞の表面（細胞膜上）にある
( ) 2. 水溶性のホルモンやサイトカインの受容体は細胞内，脂溶性のホルモンの受容体は細胞の表面（細胞膜上）にある
( ) 3. 水溶性のホルモンやサイトカインの受容体は細胞の表面（細胞膜上），脂溶性のホルモンの受容体は細胞内にある

*ホルモンとサイトカインのまとめ

問1　ホメオスタシスの維持に働くホルモン

ヒトの体は常に変化する外部環境に置かれながら①＿＿＿＿＿を安定させる②＿＿＿＿＿＿＿を維持するしくみをもっている．これを担うのは，自律神経系と③＿＿＿＿＿で，いずれも④＿＿＿の⑤＿＿＿＿＿に中枢がある．おもに内分泌系によって調節されるのは⑥＿＿＿＿＿，＿＿＿＿＿＿，＿＿＿＿＿である．血糖値は⑦＿＿＿＿や副腎からの，水分量は⑧＿＿＿＿＿＿からの，性周期は⑨＿＿＿＿＿からのホルモンがそれぞれ重要な働きをしている．

問2　ホルモンとサイトカイン

ホルモンは①＿＿＿＿＿＿で合成，分泌され，②＿＿＿＿を通して体内を循環し，特定の器官の細胞の働きを調節する情報伝達物質である．これに対し，体内のさまざまな器官の細胞で合成，分泌され，近傍にある③＿＿＿＿の増殖や分化，あるいは細胞死などを制御する情報伝達物質のことを④＿＿＿＿＿＿という．ホルモンの本体はペプチド（タンパク質，糖タンパク質を含む）のほか，⑤＿＿＿＿＿やアミンであることがあるが，サイトカインはすべてがペプチド（タンパク質，糖タンパク質を含む）である．ホルモンもサイトカインも⑥＿＿＿＿で効果を発揮し，体全体の⑦＿＿＿＿＿＿＿の維持に関わっている．サイトカインは⑧＿＿＿＿に関係するものが多い．

問3　ステロイドホルモンとアミンホルモン

ステロイドホルモンには，①＿＿＿＿から分泌され，男性ホルモンとして働く②＿＿＿＿＿＿＿，③＿＿＿＿から分泌され，女性ホルモンとして働く④＿＿＿＿＿＿のほか，副腎皮質から分泌され，ナトリウムの再吸収を促進する⑤＿＿＿＿＿＿＿や，同じ副腎皮質から分泌され，血糖値を上げる働きのある⑥＿＿＿＿＿＿＿などがある．アミンホルモンには，甲状腺ホルモンの⑦＿＿＿＿＿＿やトリヨードサイロニンのほか，副腎髄質から分泌される⑧＿＿＿＿＿＿やノルアドレナリンがある．アドレナリンやノルアドレナリンは，いわゆるストレスに対抗するための反応を促進させるホルモンで，中枢神経系や神経節では，⑨＿＿＿＿＿としても働く．

第7章 ホルモンとサイトカイン

問4 ペプチドホルモンとサイトカイン

ペプチドホルモンには，タンパク質合成や体の成長を促進する①_____，血糖値を下げる②_____，血糖値を上げる③_____，乳汁の合成分泌を促す④_____などがある．本体がペプチドまたはタンパク質であるサイトカインには，免疫機能に直接関わる⑤_____やインターロイキンのほか，白血球を増やす⑥_____や赤血球を増やす働きのある⑦_____などがある．ペプチドホルモンやサイトカインの多くは，遺伝子組換え技術により合成されたものが遺伝子組換え医薬品として用いられている．なお，リンパ球が分泌するサイトカインをとくに⑧_____ということもある．

問5 標的器官，標的細胞と受容体

ホルモンが働きかける器官を①_____といい，ホルモンやサイトカインが働きかける細胞を②_____という．これらはホルモンやサイトカインの種類によってそれぞれ決まっている．そのしくみは細胞の側にある．すなわち，標的細胞だけにホルモンやサイトカインが結合する③_____が備わっているのである．④_____やアミンでできたホルモンやサイトカインは，細胞膜を透過して細胞内部に入れない性質があり，そのため受容体が細胞の⑤_____に突き出ている．一方，ステロイドは細胞膜を容易に透過できるため，ステロイドホルモンの受容体は細胞の⑥_____にある．

問6 フィードバック作用

ホルモンの量は調節されている．仮に，充分な量のホルモンが分泌されているとすると，そのホルモンが上位の中枢に作用して下位の内分泌腺からのホルモンの分泌量を①_____するように働く．このような調節の機構を②_____作用という．具体的には，甲状腺ホルモンの③_____が充分に分泌されていると，より上位の④_____や下垂体前葉に働きかけ，⑤_____の分泌量を減らして甲状腺からの⑥_____の分泌量を減らす．逆に，サイロキシンの分泌量が充分でない場合には，視床下部や⑦_____に働きかけて，⑧_____の分泌量を増やして，甲状腺からの⑨_____の分泌量を増やすのである．

*ホルモンとサイトカインのまとめ

問7 複数の種類のホルモンを分泌する内分泌器官

1つの内分泌器官が複数のホルモンを分泌する例がある．下垂体は，解剖学的に前葉および①＿＿＿に分けられ，それぞれが別の種類の②＿＿＿＿ホルモンを分泌する．とくに前葉は，③＿＿＿＿＿＿＿＿＿＿，＿＿＿＿＿＿＿＿＿＿，＿＿＿＿＿＿＿＿＿＿，＿＿＿＿＿＿＿＿＿＿，およびプロラクチンなどの多様なホルモンが分泌されることで知られる．また，甲状腺からは，④＿＿＿ホルモンの⑤＿＿＿＿＿＿とトリヨードサイロニンのほか，ペプチドホルモンの⑥＿＿＿＿＿＿を分泌する．さらに，すい臓の⑦＿＿＿＿＿＿からは血糖値を上げるための⑧＿＿＿＿＿＿のみならず，血糖値を下げるための⑨＿＿＿＿＿も分泌される．卵巣も⑩＿＿＿＿＿と⑪＿＿＿＿＿＿をほぼ半月ごとに交互に分泌する．

問8 複数の内分泌器官から分泌されるホルモン

1種類のホルモンが複数の内分泌器官から分泌されることもある．ステロイドホルモンで，男性ホルモンとして働く①＿＿＿＿＿＿は，おもに②＿＿＿から分泌されるが，これらは腎臓の上部に乗っている③＿＿＿の④＿＿＿からも少量ながら男性でも女性でも分泌される．女性の先天性副腎過形成（副腎性器症候群）では，⑤＿＿＿＿＿＿の過剰分泌により，体の男性化が進んでしまう．なお，副腎皮質からは，女性ホルモンとして働く⑥＿＿＿＿＿＿もごく少量ながら分泌されることが知られている．

第8章 酵素

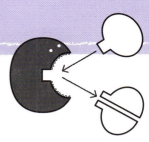

＊おさえておきたい酵素

Memo

問1 化学反応の際に,それ自身は変化せず,他の物質の反応速度に影響を及ぼす物質は何か.

（　　　　　　　　　　）

問2 生物が細胞内で合成して利用している触媒のことを生体触媒ということがある.この生体触媒の別名は何か.

（　　　　　　　　　　）

問3 酵素の本体である物質はどれか.

（　）1. 糖質
（　）2. 脂質
（　）3. タンパク質

問4 酵素が働きかける物質を指すのはどれか.

（　）1. 基質
（　）2. 生産物
（　）3. 補酵素

問5 各酵素には,最もよく働く温度がある.そのような温度のことを何というか.

（　　　　　　　　　　）

問6 ヒトの酵素の最適温度はおよそ同じである.約何℃か.

（　）1. 約20℃
（　）2. 約40℃
（　）3. 約60℃

問7 各酵素には,最もよく働くpHがある.そのようなpHのことを何というか.

（　　　　　　　　　　）

第8章 酵　素

問8 最適pHについて，正しいものはどれか．

( ) 1. ヒトの消化酵素の最適pHは，すべて7である
( ) 2. ヒトの消化酵素の最適pHは，すべてだいたい同じで，7.4～7.6（弱アルカリ性）の範囲である
( ) 3. ヒトの消化酵素の最適pHは，酵素の種類によってかなり異なり，2～8の範囲にある

問9 胃液に含まれる消化酵素ペプシンと，すい液に含まれる消化酵素トリプシンは，ともにタンパク質を消化する酵素である．両者に異なる性質はどれか．

( ) 1. 最適温度
( ) 2. 最適pH，ペプシンとトリプシンの最適pHはそれぞれ2と8である
( ) 3. ペプシンはタンパク質で，トリプシンはアミノ酸の一種

問10 生体内において酵素の働く場所はどこか．

( ) 1. 種類によって異なり，細胞内で働く酵素もあれば，細胞外で働く酵素もある
( ) 2. 各種細胞内で働く
( ) 3. 細胞の外に分泌されて，細胞の外でのみ働く

問11 酵素の分子のうち，活性の発現（酵素が触媒として働くこと）において，とくに重要な部分または部位のよび名は何か．

(　　　　　　　　　　　　　　　　)

問12 酵素の分類について，正しいものはどれか．

( ) 1. 酸化酵素と還元酵素に大別される
( ) 2. 加水分解酵素と合成酵素に大別される
( ) 3. 酸化還元酵素，転移酵素，加水分解酵素，脱離酵素，異性化酵素，結合酵素（合成酵素）の6種類に分けられる

* おさえておきたい酵素

Memo

問13 酵素を分類するために，酵素番号を使うことがある．酵素番号のことをアルファベット2文字で何と表現されるか．

(　　　　　　　　　　　)

問14 酵素番号の頭文字から，わかることは何か．

(　　　　　　　　　　　　　　　　　　　　　)

問15 酵素は特定の基質にしか作用しない性質がある．このような性質を何というか．

(　　　　　　　　　　　)

問16 酵素の基質特異性は，どのように説明されるか．

(　　　　　　　　　　　　　　　　　　　　　)

問17 各酵素の基質に対する親和性（くっつきやすさ）は，特有の値を示す．この親和性を表す定数のことを何というか．

(　　　　　　　　　　　)

問18 ミカエリス定数の値（Km値）が低い酵素と，Km値が高い酵素があるとき，基質への親和性が高いのはどれか．

(　　) 1. Km値が低い酵素のほうが基質との親和性は高い
(　　) 2. Km値が高い酵素のほうが基質との親和性は低い
(　　) 3. Km値は酵素の基質への親和性とは関係がない

問19 酵素の阻害剤を2つに大別するとすれば，何と何に分けられるか．

(　　　　　　　　　　　)

問20 酵素の可逆阻害剤をさらに2つに分けるとするならば，何と何に分けられるか．

(　　　　　　　　　　　)

第8章 酵　素

問21 酵素の阻害剤のうち，酵素の活性部位を占有することで阻害するのはどれか．

( )　1．可逆阻害剤
( )　2．可逆阻害剤のうちの競合型
( )　3．可逆阻害剤のうちの非競合型

問22 酵素は，化学反応に要する活性化エネルギーの大きさを変えることで，触媒機能を発揮する．酵素によって活性化エネルギーの大きさはどうなるか．

( )　1．大きくなる
( )　2．小さくなる
( )　3．なくなる

問23 酵素には，補酵素とよばれる比較的低分子量の有機成分がなければ，活性を失う（機能しない）ものもある．次のうち，補酵素の材料となるビタミンはどれか．

( )　1．ビタミンA
( )　2．ビタミンB群
( )　3．ビタミンC

問24 補酵素は，タンパク質でできた酵素本体と可逆的に結合する．補酵素がない状態の酵素は活性を失う．このような状態の酵素を何というか．

(　　　　　　　　　　　　　　　)

問25 アポ酵素に補酵素が結合し，活性を有する状態の酵素を何というか．

(　　　　　　　　　　　　　　　)

*おさえておきたい酵素

問26 次の図は基質，補酵素，およびアポ酵素を示している．次の3つのうち，ホロ酵素を形成して正しい組合わせとなるのはどれか．

1. (　　)　　　　2. (　　)

3. (　　)

問27 酵素には，補欠分子族が共有結合しているものもある．補酵素との違いは何か．
(　　　　　　　　　　　　　　　　　　　　　　　)

問28 補欠分子族は，しばしば金属（金属イオン）である．よくある例はどれか．

(　　) 1. 鉄，銅，亜鉛，マグネシウム
(　　) 2. 銀，アルミニウム
(　　) 3. スズ，鉛

問29 ヒトのだ液に含まれている消化酵素は何か．
(　　　　　　　　　　　　)

問30 アミラーゼが含まれる消化液はどれか．

(　　) 1. 胃液
(　　) 2. すい液
(　　) 3. 腸液

第8章 酵素

問 31 アミラーゼの基質はどれか.

( ) 1. 脂質
( ) 2. デンプン
( ) 3. タンパク質

問 32 すい液には三大栄養素を分解するための酵素がすべて含まれている. それらを答えよ.

(　　　　　　　　　　　　　　　　　　)

問 33 体内には, だ液アミラーゼとすい液アミラーゼのように, 同じ作用を有する酵素であるのに分子構造が異なるものがある. それらを何というか.

(　　　　　　　　　　　　)

問 34 食べたタンパク質の消化に関わる酵素を3つ以上あげよ.

(　　　　　　　　　　　　　　　　　　)

問 35 タンパク質の消化に関わる酵素のうち, 腸液に含まれるものは何か.

(　　　　　　　　　　　　)

問 36 タンパク質の消化に関わる酵素は, 胃液のペプシン, すい液のトリプシンなど, 多くの種類がある. この理由は何か.

(　　　　　　　　　　　　　　　　　　)

問 37 タンパク質を分解する酵素は, 分泌される前にどうして細胞内部を構成するタンパク質を分解しないのか説明せよ.

(　　　　　　　　　　　　　　　　　　)

問 38 脂質の消化に関わる消化酵素は何か.

(　　　　　　　　　　　　)

* おさえておきたい酵素

Memo

問39 リパーゼは，おもにどの消化液に含まれているか．

( ) 1. 胃液とすい液
( ) 2. だ液と腸液
( ) 3. すべての消化液

問40 脂質の主成分であるトリグリセリドはリパーゼによって分解されて出来る物質はどれか．

( ) 1. 脂肪酸
( ) 2. 脂肪酸とモノグリセリド
( ) 3. 脂肪酸とグリセロール（グリセリン）

問41 かつて，腸液にはマルターゼ（麦芽糖をブドウ糖に変える酵素）などの二糖を単糖に変える酵素が含まれていると考えられていたが，実際には小腸壁を構成する細胞の表面にあるとわかった．この意義は何か．

(   )

問42 ヒトの器官には，それぞれに特徴的な酵素が含まれている．ある器官の状態が悪くなると，器官を構成する細胞から，酵素が漏れ出して血中に含まれるようになる．血液検査ではこの現象を利用しているが，このような酵素を何というか．

(   )

問43 血中にアミラーゼとリパーゼが逸脱酵素として高濃度で検出されたとき，傷害されていると考えられる臓器はどこか．

( ) 1. 胃
( ) 2. 小腸
( ) 3. すい臓

第8章 酵素

問44 肝臓が傷害を受けたとき,血中に出てくる逸脱酵素はいくつかある.その組み合わせはどれか.

( ) 1. ペプチダーゼとアミラーゼ
( ) 2. 乳酸脱水素酵素(LDH)とアルカリホスファターゼ(ALP)
( ) 3. γグルタミルトランスフェラーゼ(γ-GTP),グルタミン酸オキサロ酢酸トランスアミナーゼ(GOT)とグルタミン酸ピルビン酸転移酵素(GPT)

問45 骨格筋や心筋が傷害を受けたとき,血中に出てくる逸脱酵素の組み合わせで正しいものはどれか.

( ) 1. クレアチンキナーゼ(CK)とLDH
( ) 2. LDHとALP
( ) 3. ALPとアミラーゼ

問46 活性中心以外の部位に,ある物質を特異的に結合させる機能をもち,その物質が結合すると酵素分子の構造変化が起こって機能が変わる(機能低下が多い)酵素の例が知られている(下図).このような酵素活性の制御システムを何というか.

(　　　　　　　　　　　　)

問47 アロステリック制御機能をもつ酵素を何というか.

(　　　　　　　　　　　　)

問48 アロステリック酵素の分子構造のなかで,基質以外の「ある物質」(エフェクターなどともいう)が特異的に結合できる領域を何というか.

(　　　　　　　　　　　　)

*おさえておきたい酵素

問49 アロステリック酵素のアロステリック部位に結合する物質は, しばしば生成物であることがある. この意義はどれか.

( ) 1. さらに多くの生成物が生産できるようになる
( ) 2. 生成物を作りすぎないように調節する
( ) 3. 生成物が多くできるとたまたま結合する

問50 アロステリック酵素の場合, 酵素反応速度と基質濃度の関係を示すグラフが特徴的な形になる. 次のうちどれか.

1. ( )   2. ( )

3. ( )

第8章 酵素

✻酵素のまとめ

問1 触媒と酵素

ある物質が化学反応するとき，その反応速度に影響を及ぼす物質を①_____という．生物が細胞内において合成し，細胞内外で利用している触媒のことを②_____という．酵素は③_____ともよばれ，酵素以外の触媒のことは④_____とよんで区別することがある．いずれにしても，化学反応に要する⑤_____を⑥_____することで，触媒機能を発揮すると説明されている．

酵素が働きかける物質は⑦_____とよばれ，化学反応によってできた物質は⑧_____とよばれる．たとえば，過酸化水素水を水と酸素に分解する反応では過酸化水素が⑨_____であり，水と酸素が⑩_____である．この反応を促進する無機触媒には二酸化マンガンが，酵素には⑪_____がある．

カタラーゼを含め，酵素の本体は⑫_____でできているが，本体が⑬_____で酵素の機能をもつものも知られている．

問2 酵素の最適温度と最適pH

ほとんどの触媒は，特定の化学反応速度を①_____する．無機触媒の場合，化学反応速度は温度が高いほど②_____なるが，酵素の場合は，化学反応速度は体温付近の温度で③_____になり，それより高温ではむしろ④_____なる．このように最大反応速度をもたらす温度を⑤_____という．酵素の種類によって最適温度は異なることもある．極端な例をあげれば，高温の環境に生きる生物の酵素は最適温度が⑥_____傾向がある．最適温度を超えると反応速度が遅くなる理由は，酵素の本体が⑦_____でできており，高温では⑧_____してしまうからである．酵素の働きのことを⑨_____といい，酵素本体のタンパク質が変性して活性が失われることは⑩_____という．

酵素は周囲に⑪_____がないと⑫_____を発揮することはできない．また，酵素が置かれている周囲の⑬_____は酵素の活性に影響を及ぼす．最大の酵素活性を示すpHを⑭_____などといい，酵素の種類によって異なる．ヒトの消化酵素の例では，胃液に含まれるペプシンはpH⑮_____，すい液に含まれるトリプシンはpH⑯_____〜_____が，それぞれの最適pHである．

*酵素のまとめ

問3　酵素の基質特異性

各酵素は，働きかける基質が決まっている．このことを①＿＿＿＿＿という．基質特異性は，酵素分子の②＿＿＿＿＿によって説明できる．すなわち，基質をカギ，酵素を③＿＿＿＿＿にたとえ，両者の形が一致すれば④＿＿＿＿は発揮されるが，一致しなければ発揮されない．酵素のカギ穴に相当する部分は⑤＿＿＿＿＿あるいは活性部位とよばれる．

高温や，最適pH以外の条件に置かれた酵素の活性が低下する理由も，酵素分子本体の⑥＿＿＿＿＿によって説明できる．すなわち，酵素はそのカギ穴の形を含めた立体構造を保つことができないために，活性を発揮できなくなるのである．周囲に水がないと酵素が活性を発揮できない理由も，酵素の立体構造を維持できないからである．このことは，水が生命維持に必要であることの根拠の一つでもある．

なお，酵素は働きかける基質のほかに，触媒する化学反応も決まっている．この性質は⑦＿＿＿＿＿とよばれる．

問4　酵素の分類

少なくとも3,000種類の酵素がこれまでに発見されており，それらの①＿＿＿＿＿と基質特異性から，②＿＿＿＿＿，＿＿＿＿＿，＿＿＿＿＿，＿＿＿＿＿，＿＿＿＿＿，および③＿＿＿＿＿または＿＿＿＿＿の6つの酵素群のどれかに分類されている．また，各酵素には④＿＿＿＿＿または＿＿＿＿＿とよばれる番号が付けられ，国際生化学連合の酵素委員会が発行している「酵素目録」に収載されている．酵素番号を知れば，どの酵素群に属する酵素で，⑤＿＿＿＿＿が何かなどまでわかるしくみとなっている．

問5　酵素のミカエリス定数と阻害剤

酵素の基質に対する親和性を示す①＿＿＿＿＿は，②＿＿＿＿＿値ともよばれる．この値は，酵素の反応速度のうちの③＿＿＿＿＿の2分の1の反応速度を与える基質濃度である．すなわち，この値が小さい酵素は，基質濃度がより④＿＿＿＿＿状態で最大反応速度を示すと考えられるため，基質への親和性は⑤＿＿＿＿＿といえる．

酵素の阻害剤は，⑥＿＿＿＿＿と⑦＿＿＿＿＿に大別できる．⑥＿＿＿＿＿は，ひとたび阻害しても，その濃度が下がれば酵素から離れて，阻害しない状態に戻る性質がある．⑦＿＿＿＿＿では，酵素と阻害剤が強く結合して離れなくなるため，阻害された酵素が再び活性を示すことはない．なお，可逆阻害剤はさらに⑧＿＿＿＿＿と⑨＿＿＿＿＿に分けられる．これらのうち⑧＿＿＿＿＿の可逆阻害剤は，酵素の活性中心または活性部位に入ることで活性を阻害する．

第8章 酵 素

問6 補酵素と補欠分子族

①_____には，補酵素や補欠分子族が結合していないと機能を発揮できないものがある．②_____は，比較的低分子量の有機化合物で，その英語名からコエンザイムなどともよばれる．補酵素は酵素本体のタンパク質部分と比較的(弱く)結合しており，この結合は可逆的で，しばしば遊離する．遊離した状態の酵素は③_____といい，この状態では触媒機能は失われている．これに対し，補酵素が結合して活性がある状態の酵素は④_____という．補酵素ではなく⑤_____が不可逆的に共有結合してはじめて触媒活性を発揮する酵素もある．補欠分子族の例としては，比較的低分子量の有機化合物のほかに⑥_____がある．

問7 逸脱酵素

病気などで臓器が傷害を受けると，そこから血液中へ流れ出ていく酵素が知られている．これは，①_____とよばれ，血液検査などに利用されている．逸脱酵素として利用される酵素は，それぞれの臓器に特徴的に含まれるものである．②_____の酵素を調べることで，どの臓器が傷害を受けているかが，より正確に推測できる．たとえば，アミラーゼとリパーゼが高濃度で検出された場合は③_____の傷害が，γグルタミルトランスフェラーゼ(γ-GTP)，グルタミン酸オキサロ酢酸トランスアミナーゼ(GOT)とグルタミン酸ピルビン酸転移酵素(GPT)が高濃度で検出された場合は④_____の傷害が，それぞれ推測される．

*酵素のまとめ

問8 アイソザイム

働きかける基質や，触媒する反応が同じでも，本体を構成する①＿＿＿＿＿の②＿＿＿＿が異なる酵素もある．これらはアイソザイムまたは③＿＿＿＿＿とよばれる．アイソザイムには④＿＿＿＿＿酵素番号が付けられる．このため，酵素番号が同じでも，酵素本体のタンパク質は異なる場合もある．

逸脱酵素のなかには，傷害を受けた⑤＿＿＿＿の種類によってアイソザイムの量的な比率が変化するものがある．たとえば，LDHと略称される⑥＿＿＿＿＿＿は多様な臓器に存在するが，アイソザイムは⑦＿＿＿種類あり，その割合が臓器によって異なっている．したがって，検査の際にLDHアイソザイムの比率まで分析すれば，傷害を受けた臓器がどこであるかまで推測することが可能である．

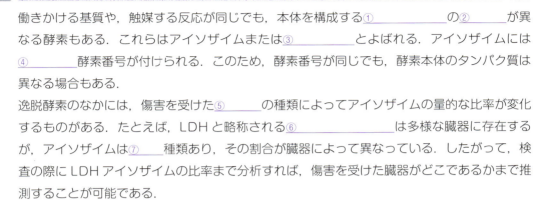

4つのサブユニットから成るLDHのアイソザイムのモデル図
サブユニットにはH型とM型の2種類あるので，その組み合わせからLDH1〜LDH5の5種類のアイソザイムが生じる．

第9章 ビタミンと補酵素

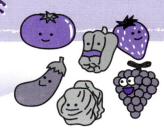

✳︎ おさえておきたいビタミンと補酵素

Memo

問1 ビタミンの正しい説明はどれか．

( ) 1. 三大栄養素の一つで，エネルギー源となる有機化合物である

( ) 2. 五大栄養素の一つで，炭素，水素，窒素，酸素以外の必須元素である

( ) 3. 五大栄養素の一つで，物質代謝の維持などの生理作用を発揮する有機化合物である

問2 ビタミンは水溶性か脂溶性か．

(　　　　　　　　　　)

問3 脂溶性のビタミンを4つあげよ．

(　　　　　　　　　　　　　　　)

問4 脂溶性のビタミンはpHの変化に弱い．酸とアルカリのどちらに弱いか．

(　　　　　　　　　　)

問5 過剰症に気を付けるべきは，水溶性ビタミンか脂溶性ビタミンか．

(　　　　　　　　　　)

問6 酵素が活性を発揮するために必要な補酵素は，どのビタミンから作られるか．

( ) 1. ビタミンB群
( ) 2. ビタミンC
( ) 3. ビタミンD

第9章 ビタミンと補酵素

問7 ヒトのビタミンの必要量(摂取量)について,正しい説明はどれか.

( ) 1. 1日あたり各ビタミンは1mgずつ必要
( ) 2. 多く摂れば多く摂るほど,体にはよい
( ) 3. 必要な量はビタミンの種類によって異なる

問8 緑黄色野菜に多く含まれるカロチンは,あるビタミンの前駆体(プロビタミン)といわれる.何というビタミンの前駆体か.

(　　　　　　　　　　　　　　　)

問9 ビタミンAの機能はどれか.

( ) 1. 生体物質の酸化を防止する
( ) 2. 体の成長・発育の促進,ロドプシンの生成に関与する
( ) 3. 血液凝固因子を生成する

問10 欠乏症として夜盲症となるビタミンは何か.

(　　　　　　　　　　　　　　　)

問11 ビタミンA(レチノール当量)を多く含む食品はどれか.

( ) 1. レバー,シソ(大葉),ニンジン,スジコ・イクラ
( ) 2. 卵白,大豆,煮干し,蒲鉾
( ) 3. きのこ類,小麦粉,米

問12 鈴木梅太郎が米ぬかから発見したオリザニンは,世界で初めて発見されたビタミンである.これは現在のビタミンの名称では何というか.

(　　　　　　　　　　　　　　　)

問13 ビタミンB_1はチアミンともよばれ,糖質代謝に関わる補酵素である.チアミンの欠乏症は何か.

(　　　　　　　　　　　　　　　)

* おさえておきたいビタミンと補酵素

Memo

問 14 ビタミン B_1 を多く含む食品はどれか．

（　）1．こんにゃく，寒天，卵白
（　）2．豚肉，うなぎ，たらこ
（　）3．いわし，さんま，はんぺん，かまぼこ

問 15 リボフラビンともよばれ，細胞内でおもに各種酸化酵素の補酵素として働くビタミンは何か．

（　　　　　　　　　　　　　）

問 16 ビタミン B_2 を多く含む食品はどれか．

（　）1．芋類，米
（　）2．レバー，うなぎ，焼きのり
（　）3．イチゴ，ブドウ，リンゴ

問 17 ビタミン B_2 を含む食品を保存する際，気を付けるべきことは何か．

（　　　　　　　　　　　　　）

問 18 ピリドキシンともよばれるビタミン B_6 は，ある物質の代謝に関わる補酵素になる．それはどれか．

（　）1．糖質代謝の補酵素
（　）2．脂質代謝の補酵素
（　）3．アミノ酸代謝の補酵素

問 19 抗生物質の内服によって，ビタミン B_6 の欠乏症が生じることがある．この理由はどれか．

（　）1．抗生物質がビタミン B_6 を壊すから
（　）2．抗生物質が腸内細菌叢を変化させ，腸内におけるビタミン B_6 の生成が抑制されるから
（　）3．抗生物質がビタミン B_6 の吸収を妨げるから

問 20 ビタミン B_6 を多く含む食品はどれか．

（　）1．レバー，マグロ，カツオ
（　）2．桃，パパイヤ，ナシ
（　）3．もやし，アスパラガス

第9章 ビタミンと補酵素

問21 ビオチンについて食事で気を付けるべきことは何か.

( ) 1. 生の卵白を大量に摂らないようにする
( ) 2. 生でも加熱したものでも卵白を摂らないようにする
( ) 3. 鶏卵やうずらの卵を摂らないようにする

問22 酸化還元酵素の補酵素として働き,欠乏するとペラグラとよばれる,皮膚炎,下痢と認知症がおもな症状として出るビタミンは何か.

(　　　　　　　　　　　　　　　)

問23 ナイアシンを多く含む食品は何か.

( ) 1. レバー,肉類,魚類
( ) 2. 芋類,豆腐,牛乳
( ) 3. レモン,ブドウ,リンゴ

問24 ホウレンソウの葉から発見されたことで名付けられた,ビタミンB群に属するビタミンを何というか.

(　　　　　　　　　　　　　　　)

問25 葉酸の欠乏症は何か.

( ) 1. 夜盲症
( ) 2. 貧血,免疫機能減衰,消化管機能異常
( ) 3. 壊血病

問26 補酵素A(CoA)の構成成分として重要な働きをもつが,さまざまな食品に含まれているため,欠乏症は起こりにくいといわれているビタミンは何か.

( ) 1. パントテン酸
( ) 2. ビタミンB_{12}
( ) 3. リボフラビン

問27 核酸合成の捕酵素として働き,造血に必要な成分といわれるビタミンは何か.

( ) 1. ビタミンB_{12}
( ) 2. ナイアシン
( ) 3. ビタミンC

*おさえておきたいビタミンと補酵素

Memo

問28 ビタミンB_{12}の欠乏症は何か．

（　　　　　　　　　　　　）

問29 ベジタリアンは，食生活上，常にあるビタミンの不足に気を付けねばならないとされる．そのビタミンは何か．

（　　　　　　　　　　　　）

問30 ビタミンB_{12}を多く含む食品はどれか．

（　）1．貝類，レバー
（　）2．芋類，野菜，果物
（　）3．キノコ類，穀類

問31 ビタミンCの別名は何か．

（　　　　　　　　　　　　）

問32 ビタミンCの機能の一つは生体物質の酸化の防止である．ほかにある機能はどれか．

（　）1．コラーゲンの合成に関わる
（　）2．脂質代謝の補酵素
（　）3．体の成長・発育の促進

問33 ビタミンCの欠乏症は何か．

（　　　　　　　　　　　　）

問34 ビタミンCを多く含む食品はどれか．

（　）1．米，パン，うどん
（　）2．いわし，カツオ，チーズ
（　）3．ピーマン，パセリ，イチゴ，柑橘類

問35 肝臓に貯蔵され，活性化されて，カルシウム代謝に重要な役割をもっているビタミンは何か．

（　　　　　　　　　　　　）

問36 日光浴をする（紫外線を浴びる）ことで生成されるビタミンは何か．

（　　　　　　　　　　　　）

第9章 ビタミンと補酵素

問 37 ビタミンDの機能はどれか．

( ) 1. 小腸や腎臓におけるカルシウムイオンの吸収の促進
( ) 2. 生体物質の酸化の防止
( ) 3. 糖質代謝の補酵素

問 38 ビタミンDには2種類ある．正しい組み合わせはどれか．

( ) 1. ビタミンD_1とビタミンD_2
( ) 2. ビタミンD_1とビタミンD_3
( ) 3. ビタミンD_2とビタミンD_3

問 39 ビタミンDの欠乏症は何か．

(　　　　　　　　　　　　)

問 40 ビタミンDを多く含む食品はどれか．

( ) 1. 魚の干物，干しシイタケ
( ) 2. 豆腐，アーモンド，ピーナッツ
( ) 3. レバー，豚肉，鶏肉

問 41 食事でとれるビタミンD(ビタミンD_2とビタミンD_3)は，すべて不活性な状態である．ビタミンDの活性化には特定の器官を通過する必要がある．どれか．

( ) 1. 脳または脊髄
( ) 2. 骨髄またはひ臓
( ) 3. 腎臓または肝臓

問 42 俗にアンチエイジングビタミンともよばれる脂溶性ビタミンは何か．

(　　　　　　　　　　　　)

問 43 ビタミンEのおもな働きは何か．

(　　　　　　　　　　　　)

*おさえておきたいビタミンと補酵素

問44 ビタミンEは脂質の酸化を防ぐ機能をもつ．このとき脂質に代わってビタミンEが酸化を受ける．この酸化されたビタミンE(ビタミンEラジカル)は，別のビタミンの作用によって，再びビタミンEに還元される．この別のビタミンとはどれか．

( ) 1. ビタミンA
( ) 2. ビタミンC
( ) 3. ビタミンD

問45 ビタミンEが多く含まれる食品はどれか．

( ) 1. きのこ類，芋類，豆腐，米
( ) 2. 牛乳，卵白
( ) 3. アーモンド，イクラ(スジコ)，タラコ

問46 血液凝固因子・プロトロンビンの生成に関与しているビタミンは何か．

(　　　　　　　　　　　　　)

問47 ビタミンKの欠乏症はどれか．

( ) 1. 血液凝固遅延，出血傾向
( ) 2. 貧血
( ) 3. 下痢

問48 ビタミンKと拮抗する機能をもっているため，ビタミンK製剤との併用を避けるべき医薬品はどれか．

( ) 1. 消化酵素を含む健胃・消化薬
( ) 2. 抗血液凝固薬ワルファリン
( ) 3. 血糖値を下げるインスリン製剤

Memo

第9章 ビタミンと補酵素

＊ビタミンと補酵素のまとめ

問1　ビタミンとは

ビタミンは①_____の一つで，物質代謝の維持などの生理作用を発揮する有機化合物のことである．ビタミンは摂取しても体内で②_____源にはならない．

世界で最初に発見されたビタミンは鈴木梅太郎が発見したオリザニンであった．これは③_____で，これがたまたまアミンの一種であったため，「生命活動に必要なアミン」という意味から，ラテン語で「生命（ビタ）」と「アミン」を付けて名づけられた．

水溶性および脂溶性の双方のビタミンがあるが，④_____のほうが種類は多い．ビタミンは，体内にためることが⑤_____のが特徴であり，毎日，摂取することが望ましい．

動物の種によって，必要なビタミンは異なることが知られている．たとえば，ビタミンCは，ヒトと近縁の霊長類以外では，体内で⑥_____できるので，摂取する必要がない．

問2　脂溶性ビタミンと水溶性ビタミン

脂溶性のビタミンは①_____，_____，_____，_____の4種類で，これら以外のビタミンはすべて②_____である．摂取すべき適量は，ビタミンの種類によって異なっており，それぞれについて摂取しないと③_____が出る．サプリメントなどで脂溶性のビタミンを摂取する際には，油脂を含む食品の後であると吸収がよい．

④_____ビタミンは速やかに排出される特徴があるのに対し，⑤_____ビタミンは体外へ排出されにくいので，⑥_____にも気をつける必要がある．脂溶性ビタミンを過剰摂取すると⑦_____が出る．

問3　ビタミンA

ビタミンAは，脂溶性ビタミンの一種で，①＿＿＿＿＿＿ともよばれる．レチノイドはレチノール，レチナール，レチノイン酸などの総称である．ニンジンに多く含まれる②＿＿＿＿＿＿は，そのままではビタミンの作用を示さないが，体内において分解されてビタミンAに変換されることが知られている．このように，体内でビタミンに変わる物質を③＿＿＿＿＿＿といい，β-カロテンはプロビタミンAともよばれる．

網膜上にある視細胞の桿状体細胞において，ビタミンAはオプシンとよばれるタンパク質と結合し，④＿＿＿＿＿＿となる．ロドプシンは視色素とよばれる物質の一つで，光による興奮のために重要な物質である．このため，ビタミンAが不足すると⑤＿＿＿＿＿＿になる．

ビタミンAは聴覚機能や生殖機能などにも関わっており，さらに⑥＿＿＿＿や粘膜などの維持にも重要で，体の⑦＿＿＿＿を促進する機能もある．このため，ビタミンAを含有する薬剤を大量に服用したり，⑧＿＿＿＿などの動物性食品を多く食べたりすると，過剰症となる．とくに妊婦の場合，⑨＿＿＿＿＿＿があるので注意が必要である．

問4　ビタミンB群

ビタミンB群は水溶性ビタミンで，ビタミンB_1，ビタミンB_2，ビタミンB_6，ビタミンB_{12}，①＿＿＿＿＿，＿＿＿＿＿，＿＿＿＿＿，＿＿＿＿＿の8つの総称である．体内では，さまざまな②＿＿＿＿が活性を発揮するために必要な③＿＿＿＿＿となるので，糖質をエネルギーに変えるための代謝に欠かせない栄養素といえる．このため，ビタミンB群の摂取量が少ないと，疲れやすくなったり食欲不振になったりする，いわゆる夏バテのような症状が出る．また，ビタミンB_1の欠乏の場合は④＿＿＿＿になる．

⑤＿＿＿＿＿＿もビタミンB群を産生する．このため，⑥＿＿＿＿＿＿を服用した後は，腸内細菌が激減するので，ビタミンB群を含む食品を積極的に摂取する必要がある．

問5　ビタミンC

ビタミンCは水溶性ビタミンで，化学名を①＿＿＿＿＿＿という．体内においては生体物質の酸化抑制機能がある．このため，食品には酸化防止剤として添加されることがある．また，②＿＿＿＿＿＿の合成に必須の物質でもあることから，欠乏すると歯茎から出血するなどの症状で知られる③＿＿＿＿＿になる．加熱するとビタミンC自体が酸化されて壊れるので，長時間の④＿＿＿＿調理，とくに，茹でる，煮るなどは避けたほうがよいとされる．⑤＿＿＿＿や果物などに多く含まれる傾向があるが，芋類にも含まれている．なお，マウスやラットを含め多くの動物は，ビタミンCを体内で⑥＿＿＿＿＿できるため，摂らなくても問題は起こらない．

第9章 ビタミンと補酵素

問6 ビタミンD

ビタミンDは脂溶性ビタミンで，食品から摂取できるほか，日光浴などで①＿＿＿＿を浴びることでも生成される．体内では②＿＿＿＿に貯蔵され，肝臓または腎臓で活性化されてから，③＿＿＿＿や腎臓において④＿＿＿＿イオンの吸収を促進する働きがある．ビタミンDが欠乏すると，小児では脊椎や四肢の骨の弯曲や変形が症状の⑤＿＿＿＿に，成人では骨軟化症になる．食品では⑥＿＿＿＿に多く含まれる．魚介類や椎茸などについては，生のままよりも，天日干しにより製造された干物・乾物のほうがビタミンDを多く含む．

問7 ビタミンE

ビタミンEは，ビタミンCと同様に①＿＿＿＿がある．ビタミンCが水溶性であるのに対し，ビタミンEは②＿＿＿＿なので，脂質のある部分，たとえば細胞膜や，細胞小器官の膜などの③＿＿＿＿で構成されている生体膜などに局在し，生体膜の構成分子が酸化しないように保護している．ビタミンEが抗酸化機能を発揮するときは，自らが④＿＿＿＿され，⑤＿＿＿＿となる．このビタミンEラジカルは⑥＿＿＿＿の働きでビタミンEに戻る．ビタミンEは，アーモンドのほか，魚卵（イクラ・筋子，タラコ）や⑦＿＿＿＿などの食品に多く含まれている．

問8 ビタミンK

ビタミンKは①＿＿＿＿ビタミンの一種である．体内で血液凝固因子である②＿＿＿＿の生成や，組織の③＿＿＿＿において重要な役割を担っている．欠乏すると④＿＿＿＿となり，また骨粗鬆症や⑤＿＿＿＿につながることもある．⑥＿＿＿＿がビタミンKを産生することが知られており，食品としての⑦＿＿＿＿もビタミンKを多く含んでいる．このほかに一部の腸内細菌も⑧＿＿＿＿を合成することが知られているが，適量に満たないため，食品から摂取する必要がある．医療においては，手術における⑨＿＿＿＿の抑制や，骨粗鬆症治療のための医薬品としても用いられる．⑩＿＿＿＿とは作用が拮抗するので，注意する必要がある．

第10章 糖質代謝

＊おさえておきたい糖質代謝

問1 炭素，酸素，水素の3種類の元素からなる物質で，水溶性もしくは親水性があり，ヒトの体におけるエネルギー代謝の主役ともいわれる物質を何というか．

(　　　　　　　　　　　)

問2 二糖類および多糖類の消化吸収に必要なのはどれか．

(　) 1. 胃液
(　) 2. 胆汁
(　) 3. すい液

問3 経口的に摂取して，血糖を最も速やかに上昇させる効果のある糖は何か．

(　　　　　　　　　　　)

問4 体内でグルコース（ブドウ糖）が余ったとき，まずはそれらを集めて縮重合させて肝臓や筋肉などに貯蔵される．このグルコースが縮重合した物質を何というか．

(　　　　　　　　　　　)

問5 植物体内では，光合成でグルコースが産生されるが，これは縮重合されて貯蔵される．この植物体内でグルコースが縮重合した物質を何というか．

(　　　　　　　　　　　)

問6 デンプンを消化してマルトース（麦芽糖）を生じる，プチアリンともよばれる消化酵素は何か．

(　　　　　　　　　　　)

第10章 糖質代謝

問7 肝臓に蓄えられたグリコーゲンは，血糖値が低下したときに，あるホルモンの作用によりグルコースに分解され，血糖値を上げる．そのホルモンは次のうちどれか．

( ) 1. インスリン
( ) 2. グルカゴン，アドレナリン
( ) 3. エストロゲン

問8 筋肉中に蓄えられたグリコーゲンも，血糖値が低下したときに，グルカゴンやアドレナリンによって，血糖値を上げるためにグルコースに分解される．この説明は正しいか．

(   )

問9 体内で余ったグルコースは，グリコーゲンにされるほか，脂質に変換されることもある．脂質に変換される利点は何か．

(   )

問10 食べた後，消化吸収も代謝もされない糖質はどれか．

( ) 1. ガラクトース，オリゴ糖
( ) 2. グルコマンナン
( ) 3. ラクトース（乳糖），スクロース（ショ糖）

問11 二糖類とそれを分解して単糖類に変える酵素の組み合わせで正しいものはどれか．

( ) 1. マルトースとアミラーゼ
( ) 2. スクロースとマルターゼ
( ) 3. マルトースとマルターゼ

問12 マルトースを分解するマルターゼはどこの消化液に含まれているか．

( ) 1. だ液
( ) 2. すい液
( ) 3. 小腸壁

問13 デンプンを分解するアミラーゼは，だ液のほか，何という消化液に含まれているか．

(   )

* おさえておきたい糖質代謝

Memo

問14 次の多糖類のうち，ヒトの消化酵素で消化できないものはどれか．

( ) 1. デンプン（アミロースとアミロペクチン）
( ) 2. セルロース，ペクチン
( ) 3. グリコーゲン

問15 デンプンはだ液やすい液のアミラーゼによって消化される．消化されてできる糖類のうち最も主要なものは何か．

(　　　　　　　　　　　　　　)

問16 デンプンをアミラーゼで消化すると，マルトース以外に消化できないものが残ることがある．これを何というか．

(　　　　　　　　　　　　　　)

問17 デンプンがアミラーゼで消化されるとマルトースになる．このマルトースはどのように体内に吸収されるか．

( ) 1. そのまま小腸から吸収される
( ) 2. 小腸の上皮細胞にあるマルターゼによってグルコースに分解されてから吸収される
( ) 3. 大腸の上皮細胞にあるマルターゼによってグルコースに分解されてから吸収される

問18 砂糖の主成分であるスクロースはどのように吸収されるか．

( ) 1. そのまま小腸から吸収される
( ) 2. 小腸の上皮細胞にあるスクラーゼによって，フルクトースとグルコースに分解されてから吸収される
( ) 3. 大腸の上皮細胞にあるスクラーゼによって，フルクトースとグルコースに分解されてから吸収される

問19 腸液のスクラーゼやマルターゼが小腸の上皮細胞内で働く理由は何か．

(　　　　　　　　　　　　　　　　　　　　　　)

第10章 糖質代謝

問20 グルコースの代謝を含めた糖質代謝について、正しいのはどれか.

( ) 1. ビタミンAの不足は、糖質代謝に支障をきたす
( ) 2. ビタミンB_1の不足は、糖質代謝に支障をきたす
( ) 3. ミネラルとビタミンCの不足は、糖質代謝に支障をきたす

問21 糖質代謝に重要なビタミンB_1の不足の初期症状は何か.

(　　　　　　　　　　　)

問22 糖質代謝に重要なビタミンB_1の不足が慢性的に続くとなる病気はどれか.

( ) 1. 壊血病
( ) 2. 脚気
( ) 3. 糖尿病

問23 解糖は細胞内のどこで行われるか.

(　　　　　　　　　　　)

問24 嫌気性条件ではグルコースから乳酸ができる.このとき、正しいのはどれか.

( ) 1. グルコース1分子から、乳酸1分子ができる
( ) 2. グルコース1分子から、乳酸2分子ができる
( ) 3. グルコース2分子から、乳酸1分子ができる

問25 好気性条件におけるグルコースの代謝について、正しいのはどれか.

( ) 1. グルコースはピルビン酸となり、TCA回路に入って最終的に二酸化炭素と水に分解される
( ) 2. グルコースはピルビン酸となってから乳酸ができる
( ) 3. グルコースはいったん乳酸となるが、ピルビン酸になり、TCA回路に入って最終的に二酸化炭素と水に分解される

* おさえておきたい糖質代謝

問26 糖原性アミノ酸について，正しくないのはどれか．

( ) 1. 糖とアミノ酸が結合してできている物質
( ) 2. 糖になりうるアミノ酸のことで，おもにTCA回路の中間で生じているアミノ酸
( ) 3. 具体的には，フマル酸，コハク酸，リンゴ酸など

問27 糖新生はどの器官で起こるか．

( ) 1. 肝臓のみ
( ) 2. 腎臓のみ
( ) 3. 肝臓と腎臓

問28 グルコースが体内で二酸化炭素と水に分解されるとき，1gにつき何kcalのエネルギーを発生するか．

(　　　　　　　　　　　　　)

問29 血糖値は，食事の前後で変動する．空腹時に正常とされる血糖値はどのくらいか．

( ) 1. 80〜100 mg/dL
( ) 2. 120〜140 mg/dL
( ) 3. 160〜200 mg/dL

問30 アセチルCoAから，脱水素酵素の補酵素（NADH，$FADH_2$），水素イオン，二酸化炭素を作る，ミトコンドリアのマトリックス（基質）で行われる回路反応を何というか．

(　　　　　　　　　　　　　)

問31 TCA回路で生じた補酵素からの電子伝達により，水とATPを作る，ミトコンドリアの内膜で行われる反応はどれか．

( ) 1. 解糖
( ) 2. 糖新生
( ) 3. 電子伝達系

第10章 糖質代謝

問32 赤血球における，グルコースの代謝について，正しいのはどれか．

( ) 1. 嫌気的な解糖により乳酸が産生されて，赤血球から放出される
( ) 2. 嫌気的な解糖によりエタノールが産生されて，赤血球から放出される
( ) 3. 解糖でできたピルビン酸は，アセチルCoAとなり，TCA回路に入る

問33 糖尿病について，正しいのはどれか．

( ) 1. インスリン非依存性糖尿病（1型）とインスリン依存性糖尿病（2型）がある
( ) 2. インスリン依存性糖尿病の発病は若年者に多い
( ) 3. 食事や運動などの生活習慣とは関係なく発病する

問34 糖負荷試験*における健常人の血糖値の変化は，下図のA～Bのグラフのうちどれか．

＊ブドウ糖溶液を飲み，その後の血糖値の変化を調べる試験

( ) 1. A
( ) 2. B
( ) 3. C

* おさえておきたい糖質代謝

問35 問34 の図で、糖尿病患者のグラフはどれか．

( ) 1. A
( ) 2. B
( ) 3. C

問36 糖尿病で起こる障害等は何か．2つあげよ．

(　　　　　　　　　　　　　　　　　　　)

問37 糖尿病性ケトアシドーシス(血液が酸性に傾き,しかもケトン体濃度が上昇)で出る症状はどれか．

( ) 1. 脱水，意識障害
( ) 2. 高血圧
( ) 3. 体重増加

問38 胃で吸収されるのはどれか．

( ) 1. グルコース
( ) 2. スクロース
( ) 3. アルコール(エタノール)

問39 アルコール(エタノール)の代謝について，正しいのはどれか．

( ) 1. アルコールは，まず，アルコール脱水素酵素を経てアセトアルデヒドに消化された後，アルデヒド脱水素酵素によって，酢酸と水になる．
( ) 2. アルコールは，アルコール脱水素酵素によって，酢酸と水になる．
( ) 3. アルコールは，アルデヒド脱水素酵素によって，酢酸と水になる．

問40 アルコール(エタノール)摂取後に，気分が悪くなるなど，悪酔いの直接の原因となる物質は何か．

( ) 1. エタノール
( ) 2. アセトアルデヒド
( ) 3. 酢酸

Memo

第10章 糖質代謝

問41 キシリトールは，糖アルコールの一種で，齲蝕(うしょく)(むし歯)の予防に効果がある．この理由として正しいのはどれか．

( ) 1. ミュータンス菌(いわゆるむし歯菌)がキシリトールを取り込めない
( ) 2. ミュータンス菌はキシリトールを取り込めるが代謝できないため，歯を溶かす酸が出ない
( ) 3. ミュータンス菌はキシリトールを取り込み代謝できるが，歯を溶かす酸が出ない

問42 小腸から吸収されたガラクトースのおもな代謝のされ方として正しいのはどれか．

( ) 1. 血液にのって運ばれ，各種細胞に取り込まれて利用される
( ) 2. 肝臓に運ばれ，脂肪に変換されてから利用される
( ) 3. 肝臓に運ばれ，グルコースに変換されてから利用される

問43 フルクトースの摂りすぎがもたらす問題はどれか．

( ) 1. 高血糖
( ) 2. 肝臓への脂肪の蓄積
( ) 3. 高血圧

問44 牛乳を飲むと下痢などを起こす乳糖不耐症について，正しい説明はどれか．

( ) 1. ラクトースを分解する酵素のラクターゼ(ラクトース-β-グルコシダーゼ)がないか非常に少ないために起こる
( ) 2. ラクトースをそのまま吸収できないために起こる
( ) 3. 牛乳のほか，ヨーグルトを食べても起こる

問45 乳酸菌はラクトースを代謝する．何が生成されるか．

(　　　　　　　　　　　　　　　)

* おさえておきたい糖質代謝

Memo

問46 小腸からグルコースが吸収される際に,必要な電解質(イオン)は何か.

(　　　　　　　　　　　　　　　　　)

問47 絶食時などに,筋肉由来のアミノ酸(アラニンなど),筋肉や赤血球で産生される乳酸とピルビン酸,脂肪細胞よりグリセロール(グリセリン)などから,肝臓でグルコースがつくられ血液中に供給される.このしくみを何というか.

(　　　　　　　　　　　　　　　　　)

問48 糖新生を促進させるホルモンは何か.

(　　　　　　　　　　　　　　　　　)

問49 食物繊維,オリゴ糖などの難消化性糖質を食べたときの消化について正しいのはどれか.

( ) 1. すい液に含まれる消化酵素によってゆっくりと消化される
( ) 2. 消化も吸収もされないまま便とともに排泄される
( ) 3. おもに小腸内に生息する微生物により,発酵作用で消化される

第10章 糖質代謝

＊糖質代謝のまとめ

問1　糖質とは

糖質は，炭素，①_____，_____の３種類の元素からなる物質で，②_____もしくは_____を示し，エネルギー代謝の主役ともいわれる物質である．糖質は，栄養学的にはしばしば③_____ともよばれ，④_____などの多糖類，マルトース，スクロース，ラクトースなどの二糖類，⑤_____，フルクトース，ガラクトースなどの単糖類のほか，難消化性の⑥_____も含まれる．消化されて体内に吸収された糖質は，体内で代謝されると１ｇあたり，約⑦_____kcal分のエネルギーを発生するエネルギー源になる．

問2　多糖類および二糖類の消化

食事で摂ったデンプンの消化には，複数の種類の消化酵素が関わっている．デンプンは，分岐鎖を含まない①_____と分岐鎖を含む②_____に分類され，これらのうち分岐のない部分はだ液やすい液に含まれる③_____，および小腸の上皮細胞に存在する④_____などの働きによって⑤_____にまで分解されて，吸収される．一方，分岐構造の部分は，アミラーゼとマルターゼでは消化されないので⑥_____が残る．これは小腸の上皮細胞にある⑦_____の働きにより⑧_____に分解されて，吸収される．

食事で摂った二糖類はいずれも１種類の消化酵素によって分解される．麦芽糖は，小腸の上皮細胞にある⑨_____によって⑩_____に分解されて吸収される．ショ糖は，小腸の上皮細胞に存在する⑪_____の働きによってグルコースと⑫_____に分解されて吸収される．乳糖は，小腸の上皮細胞に存在する⑬_____によって，グルコースと⑭_____に分解されて吸収される．

問3　グルコース(ブドウ糖)の利用

細胞内におけるエネルギー代謝において最も重要な糖質は糖の最小単位である①＿＿＿の②＿＿＿＿＿＿＿である．とくに，脳の神経細胞や，ミトコンドリアをもたない赤血球などの細胞は，グルコースだけをエネルギー源として生きている．このため，血液中の糖，すなわち③＿＿＿はこのグルコースで，④＿＿＿＿mg/dL 前後の濃度に保たれて，全身の細胞へ供給される．

食事の後では，小腸から大量にグルコースが吸収されて，血糖が余った状態になる．すなわち，一時的に高血糖になる．このときグルコースは，全身の細胞に取り込まれるが，これを促進するのが⑤＿＿＿＿＿＿である．細胞内でも余ったグルコースは⑥＿＿＿＿＿＿に変換される．なかでも，肝臓や⑦＿＿＿の細胞で貯蔵されるグリコーゲンの量が多い．グリコーゲンは，⑧＿＿＿＿＿＿＿＿に類似した構造の物質である．食事で摂った糖質の量は，体内で貯蔵されるグリコーゲンの総量へ反映されるが，貯蔵できる量には限りがあり，それを超えると⑨＿＿＿や脂肪組織で⑩＿＿＿に変換される．

⑪＿＿＿に貯蔵されたグリコーゲンは，血糖値が下がったときに，⑫＿＿＿＿＿＿やアドレナリンなどのホルモンの作用により⑬＿＿＿＿＿＿に分解され，血液に入り血糖値を上げ，全身の細胞でエネルギー源として利用される．一方，筋肉など，肝臓以外の組織の細胞のグリコーゲンは，その細胞内でグルコースに分解されて利用される．

問4　グルコースからのATPの産生

グルコースは細胞内に入ると細胞質基質において①＿＿＿＿とよばれる過程で②＿＿＿＿＿＿にまで代謝される．この過程では酸素は使われず，グルコース1分子から高エネルギー物質であるアデノシン三リン酸(ATP)が③＿＿＿分子だけ産生される．酸素が充分にある好気的な条件下では，ピルビン酸はさらに④＿＿＿＿＿＿＿内に入り，⑤＿＿＿＿回路および⑥＿＿＿＿＿＿＿の過程で，酸素とも反応し，水と二酸化炭素にまで代謝されていく．グルコース1分子に由来するピルビン酸は⑦＿＿＿分子で，これらから⑧＿＿＿＿＿が32〜36分子も産生される．

第10章 糖質代謝

問 5　解糖系，TCA 回路および電子伝達系の場

下の図は，解糖系，TCA 回路，電子伝達系が起こる細胞内の場所が，それぞれ①＿＿＿＿＿＿，②＿＿＿＿＿＿＿＿＿＿＿＿，③＿＿＿＿＿＿＿＿＿＿で反応が起こることを示している．この図から，細胞外へ排出される④＿＿＿＿＿＿は，細胞内に取り込まれる酸素に由来しないことがわかる．

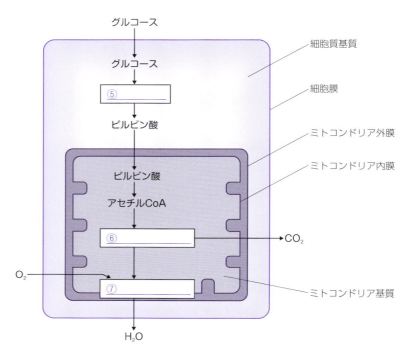

問 6　嫌気的条件における呼吸

①＿＿＿＿の供給が充分にない嫌気的な条件のもとでは，細胞質基質において，グルコースから産生されたピルビン酸が，②＿＿＿＿に代謝される．この反応は，乳酸菌が行う③＿＿＿＿＿＿と同様の反応で，グルコース 1 分子から ATP が④＿＿＿分子つくられる．この場合の ATP の合成反応は比較的⑤＿＿＿＿ため，急激な運動などにおいて⑥＿＿＿＿の細胞で利用される．このとき筋肉中に⑦＿＿＿＿が蓄積し，筋肉のコリなどのトラブルをもたらす．乳酸は細胞外へ排出され，血流に乗って⑧＿＿＿＿へ送られて⑨＿＿＿＿＿＿に戻され，好気的な条件下になるとミトコンドリアに入り，TCA 回路と電子伝達系の過程で代謝される．

＊糖質代謝のまとめ

問 7 糖新生とは

血糖は①＿＿＿＿＿mg/dL の濃度に保たれることが望ましいが，肝臓に蓄えられている②＿＿＿＿＿＿＿＿＿には限りがあり，食事を摂れないこともあるので，③＿＿＿＿＿＿のしくみがある．糖新生は，嫌気的条件において生じた④＿＿＿＿＿，中性脂肪（トリグリセリド）が分解して生じた⑤＿＿＿＿＿＿＿＿や，タンパク質の分解で生じた⑥＿＿＿＿＿＿が材料となる．ただし，全種類のアミノ酸が糖新生に使われるのではないため，糖新生の材料となりうるアミノ酸のことを⑦＿＿＿＿＿＿＿＿とよんで区別することがある．糖新生は，おもに⑧＿＿＿＿で行われるが，⑨＿＿＿＿でも行われる．糖新生に共通した反応は，⑩＿＿＿＿＿の過程をほぼ逆行する反応である．

問 8 グルコースからの核酸脂質およびアミノ酸の合成

グルコースからは核酸，脂質，およびタンパク質の原料も作られる．解糖系の中間産物であるグルコース 6-リン酸を経て，①＿＿＿＿＿＿＿＿＿＿＿＿＿により，②＿＿＿＿＿＿や RNA の原料であるリボース 5-リン酸が生成される．解糖系で生じたピルビン酸はミトコンドリアに入り，アセチル CoA を経て③＿＿＿＿＿＿や④＿＿＿＿＿＿＿＿＿が作られる．このうち脂肪酸は，グリセロールとともに（トリグリセリド）などの中性脂肪となる．また，解糖系で生成される 3-ホスホグリセリン酸やピルビン酸，TCA 回路で生成物される⑤＿＿＿＿＿＿＿＿＿＿＿とオキサロ酢酸からは，⑥＿＿＿＿＿＿が生成される．ただし，このような経路で生成されるのは⑦＿＿＿＿＿＿＿＿＿に限られる．

第11章 脂質代謝

＊おさえておきたい脂質代謝

問1 体のエネルギー源として，貯蔵されている脂質を何というか．

（　　　　　　　　　　　　　）

問2 胃から十二指腸への移送における脂肪について正しいのはどれか．

（　）1．三大栄養素（糖質，脂質，タンパク質）のうち，最も速い
（　）2．三大栄養素（糖質，脂質，タンパク質）のうち，糖質に次いで速い
（　）3．三大栄養素（糖質，脂質，タンパク質）のうち，最も遅い

問3 中性脂肪の消化吸収で正しいのはどれか．

（　）1．すい液のリパーゼによって，脂肪酸とグリセロール（グリセリン）に分解されてから吸収される
（　）2．すい液のリパーゼによって，脂肪酸やモノグリセリドに分解されてから吸収される
（　）3．すい液のリパーゼによって，脂肪酸やジグリセリドに分解されてから吸収される

問4 脂肪酸やモノグリセリドは小腸で吸収される．正しいのはどれか．

（　）1．毛細血管（門脈）から吸収され肝臓へ運ばれる
（　）2．毛細リンパ管から吸収され，胸管，鎖骨下静脈を経て，肝臓へ運ばれる
（　）3．毛細血管（門脈）と毛細リンパ管の双方から吸収され，2つのルートで肝臓へ運ばれる

Memo

第11章 脂質代謝

問5 血しょう中に存在する脂質の組み合わせで,正しいのはどれか.

( ) 1. コレステロール,中性脂肪(トリグリセリド)
( ) 2. コレステロール,中性脂肪(トリグリセリド),リン脂質
( ) 3. コレステロール,中性脂肪(トリグリセリド),リン脂質,脂肪酸

問6 脂肪酸,コレステロール,ステロイドを総称して何というか.

(   )

問7 誘導脂質について,正しいのはどれか.

( ) 1. 単純脂質や複合脂質が加水分解を受けて生じる
( ) 2. 単純脂質が加水分解を受けて生じる
( ) 3. 複合脂質が加水分解を受けて生じる

問8 脂肪を摂ると,胃にどのような影響があるか.

(   )

問9 細胞内に取り込まれた後,脂肪酸はどのように代謝されるか.

( ) 1. 脂肪酸はTCA回路によりアセチルCoAに代謝されて利用される
( ) 2. 脂肪酸はβ酸化によりアセチルCoAに代謝されて利用される
( ) 3. 脂肪酸は直接ケトン体に代謝される

問10 脂肪酸のβ酸化は細胞内のどこで行われるか.

( ) 1. 細胞質
( ) 2. ミトコンドリアの基質
( ) 3. ミトコンドリアの外膜

細胞

* おさえておきたい脂質代謝

Memo

問 11 脂肪酸は,ミトコンドリア内に入りβ酸化を受ける前にアシルCoAとなる.脂肪酸がミトコンドリア内に入るために必要な物質は何か.

（　　　　　　　　　　　）

問 12 コレステロールを食べると,どこから吸収されるか.

（　　　　　　　　　　　）

問 13 脂肪のβ酸化によって生じるアセチルCoAの一部はケトン体の合成に使われる.ケトン体が合成されるのはどこか.

（　　　　　　　　　　　）

問 14 脂肪のβ酸化によって生じるアセチルCoAの一部はケトン体の合成に使われる.ケトン体について正しいのはどれか.

（　）1. ケトン体とは,アセト酢酸とアセトンを合わせてよぶ名称である
（　）2. 脂肪のβ酸化が完全なとき,ケトン体を生じる
（　）3. ケトン体が過剰につくられるとケトン症(ケトーシス)とよばれる重篤な状態になる

問 15 ケトーシスではどのような状態になるか.

（　　　　　　　　　　　）

問 16 ケトーシスでは代謝性アシドーシスとなる.このときの状態を何というか.

（　　　　　　　　　　　）

問 17 ケトアシドーシスになりやすい病気はどれか.

（　）1. 重症糖尿病
（　）2. がん
（　）3. 心臓病

問 18 ケトアシドーシスになりやすい状態は,飢餓か過食のどちらか.

（　　　　　　　　　　　）

第11章 脂質代謝

問19 次のうち, 正しいのはどれか.

( ) 1. 数時間の食間期を経て, 食事直前には血中のケトン体濃度が上昇している
( ) 2. 2日間の絶食をした状態では, 血中のケトン体の濃度が上昇している
( ) 3. 3日間の絶食をした状態では, 血中のケトン体の濃度は低下している

問20 次のうち, 脂肪の分解を促進するホルモンはどれか.

( ) 1. アドレナリン
( ) 2. インスリン
( ) 3. エストロゲン

問21 血糖値を上げるグルカゴンは, 脂肪の分解を促進するか.

(　　　　　　　　　　　)

問22 脂肪酸代謝異常の子どもで気をつけるべきことは何か.

(　　　　　　　　　　　)

問23 ヒトの体内でグルコースが脂肪酸合成の材料になることがあるか.

(　　　　　　　　　　　)

問24 ヒトの体内ですべての脂肪酸が合成されるか.

(　　　　　　　　　　　　　　　　　)

問25 ヒトの体内では合成されない脂肪酸を何というか.

(　　　　　　　　　　　)

問26 必須脂肪酸を2つあげよ.

(　　　　　　　　　　　)

*おさえておきたい脂質代謝

問27 体内で生成されるプロスタグランジンが材料としているのはどれか.

( ) 1. パルミチン酸
( ) 2. オレイン酸, αリノレン酸
( ) 3. リノール酸, アラキドン酸

問28 エイコサペンタエン酸(EPA)についての説明で, 正しくないのはどれか.

( ) 1. 植物性油脂に多く含まれる
( ) 2. αリノレン酸から体内で合成される
( ) 3. 脳梗塞や心筋梗塞の予防作用がある

問29 多量の飽和脂肪酸を含み, 血中総コレステロールを増加させるのはどんな原料から得た油に多いか.

(   )

問30 多量の不飽和脂肪酸を含み, 血中総コレステロールを低下させる油はどれか.

( ) 1. 植物油
( ) 2. 動物油
( ) 3. 魚油

問31 食後の血しょうの白濁は, 何の増加によるか.

(   )

問32 カイロミクロン(キロミクロン)について正しくないのはどれか.

( ) 1. 食物中の脂肪の吸収によって生成されたもの
( ) 2. 中性脂肪を肝臓へ運搬する
( ) 3. 動脈硬化抑制因子である

問33 リポタンパク質の生成場所について正しくないのはどれか.

( ) 1. VLDLは肝臓および小腸で生成される
( ) 2. HDLは肝臓で生成される
( ) 3. LDLは腎臓で生成される

第11章 脂質代謝

問 34 サプリメントなどの材料に用いられる,肝油(タラ,サメやエイの肝臓に含まれる液体,およびそれから抽出した脂肪分)がある.これについて,正しくないのはどれか.

( ) 1. 不飽和脂肪酸を大量に含む
( ) 2. ビタミンAを多く含む
( ) 3. コレステロールを含まない

問 35 コレステロールから合成されるホルモンは何か.

(　　　　　　　　　　　　　　　)

問 36 コレステロールからステロイドホルモンが合成される器官はどこか.2つ選べ.

( ) 1. 甲状腺　　　　( ) 2. 副腎(皮質)

( ) 3. 精巣と卵巣

問 37 コレステロールから合成されるものはどれか

( ) 1. アミノ酸
( ) 2. 核酸
( ) 3. 胆汁酸

* おさえておきたい脂質代謝

問 38 コレステロールから合成されるビタミンは何か.

(　　　　　　　　　　　)

問 39 末梢にあるコレステロールは肝臓に運搬される.これに関与している物質はどれか.

(　) 1. LDL
(　) 2. HDL
(　) 3. カイロミクロン

問 40 コレステロールの運搬に際して,HDL の逆の働きをするものはどれか.

(　) 1. LDL
(　) 2. VLDL
(　) 3. カイロミクロン

問 41 動脈硬化を促進させる因子として働くリポタンパク質はどれか.

(　) 1. VLDL
(　) 2. LDL
(　) 3. HDL

問 42 動脈硬化を抑制因子として働くリポタンパク質はどれか.

(　) 1. VLDL
(　) 2. LDL
(　) 3. HDL

問 43 ある脂質が肝臓に蓄積されると脂肪肝となる.ある脂質とは何か.

(　　　　　　　　　　　)

第11章 脂質代謝

問44 コレステロールを多く含む器官・組織はどれか．

( ) 1. 筋組織

( ) 2. 肺・気管　　　　　　( ) 3. 脳・脊髄

問45 摂取不足で脂肪肝の原因となるビタミンは何か．

(　　　　　　　　　　　)

問46 高脂血症について，正しいのはどれか

( ) 1. 空腹時の血しょう中に血中コレステロール 220 mg/dL 以上で，かつトリグリセリド 150 mg/dL 以上
( ) 2. 空腹時の血しょう中に血中コレステロール 220 mg/dL 以上，またはトリグリセリド 150 mg/dL 以上
( ) 3. 空腹時の血しょう中に血中コレステロール 220 mg/dL 以上，トリグリセリド 150 mg/dL 以上のいずれか，もしくは両方の場合

問47 高脂血症とは直接の関係がないのはどれか．

( ) 1. 皮膚および瞼に黄色腫
( ) 2. 動脈硬化
( ) 3. 糖尿病

問48 高脂血症の治療時に勧められないのはどれか．

( ) 1. ラードを多めに使った食事
( ) 2. 脂肪が少なめの食事
( ) 3. 野菜を多く使った食事

＊脂質代謝のまとめ

問1　脂質の消化吸収

三大栄養素の消化管内での移送を比較すると，最も遅いのが①＿＿＿＿である．食物中の大部分（約95％）を占める脂質である②＿＿＿＿＿＿＿の消化吸収では，まず胆汁の胆汁酸によって③＿＿＿＿＿され，すい液中の④＿＿＿＿＿によって脂肪酸と⑤＿＿＿＿＿＿に分解される．これらは小腸の粘膜上皮細胞に吸収され，⑥＿＿＿＿＿＿に再合成される．合成された物質は，水に不溶なので，アポリポタンパク質と結合して⑦＿＿＿＿＿＿＿とよばれるリポタンパク質となって運搬され，リンパ管から血液に移り，胸管，鎖骨下静脈を経て，最大の臓器の⑧＿＿＿＿などへ運ばれる．

問2　脂質の肝臓における代謝

肝臓は，脂質に関しては，脂肪酸からトリグリセリドの生成のほか，①＿＿＿＿＿＿やコレステロールの生成と分解，脂肪酸の分解に伴う②＿＿＿＿＿の生成，③＿＿＿＿およびアミノ酸から脂肪酸の生成などの代謝を行っている．脂肪肝というのは，④＿＿＿＿＿＿が大量に貯まった状態の肝臓のことである．

肝臓と血管でつながっている脂肪組織では，リポタンパク質の形で運搬されてきたトリグリセリドを⑤＿＿＿＿とグリセリンへ分解する反応，および脂肪酸とグリセリンから⑥＿＿＿＿＿＿を合成する逆の合成反応が起こっている．ここで生成されたグリセリンは，グリセロリン酸を経て⑦＿＿＿＿に入ることもある．

肝臓において生成されたケトン体は，血管を通って脂肪組織以外の組織に運ばれエネルギー源として使われたり，⑧＿＿＿＿＿に変換されたりする．脂肪酸もまたエネルギー源として使われる．

問3　脂肪酸のβ酸化

肝臓や筋肉組織の細胞質の基質では，脂肪酸は，ミトコンドリア外膜において①＿＿＿＿＿＿となり，ミトコンドリア外膜と内膜の間において②＿＿＿＿＿と一時的に結合してミトコンドリアの基質内に入り，③＿＿＿＿によってアセチル CoA となる．この反応は，脂肪酸のカルボキシル末端の④＿＿＿位から，炭素⑤＿＿＿個分に相当する部分がアセチル CoA として切り離されることから，このようによばれるのである．ここで生じたアセチル CoA と水素は，それぞれ⑥＿＿＿＿回路および⑦＿＿＿＿＿＿に入る．

第11章 脂質代謝

問4 ケトン体の生成とケトーシス

肝臓では，アセチル CoA は①_____回路に入る以外に，②_____の生成に使われることがある．ケトン体とは，③_____，βヒドロキシ酪酸，および④_____の総称である．ケトン体としては③_____が主要成分であるが，肝臓では利用できないため，筋肉組織や心筋組織に運ばれて代謝される．糖尿病で糖の利用が低下している場合や⑤_____においては，ケトン体の生成が促進され，呼気に甘酸っぱいような④_____臭がするようになる．ケトン体の血中濃度が高まった状態は⑥_____またはケトン血症という．このとき，酸血症すなわち⑦_____を起こすこともある．これを⑧_____という．また，ケトン体の尿中への排泄が増加した状態を⑨_____という．

問5 ブドウ糖からの脂肪(トリグリセリド)の合成

食後に，ブドウ糖がグリコーゲンとして貯蔵しきれないほど大量に細胞に入ると，ミトコンドリア内で①_____が余る事態となる．この余った分は，ミトコンドリアから外へ出られないため，一時的に②_____にかえられ，細胞質基質に移行してから再び①_____となり，これを原料に③_____が合成される．合成された物質は次に④_____となり，解糖系から供給されるグリセロール 3-リン酸とともに，細胞内の小胞体において⑤_____の形にされる．こうした一連の反応は，おもに⑥_____で行われるが，脂肪組織のほか，腎臓や授乳期における⑦_____でも行われる．

問6 コレステロールの代謝

コレステロールは①_____の構成成分として重要である．食物中のコレステロールは，そのままの形で小腸から吸収される．通常は，食物から得られる量よりも②_____量が体内で生合成されている．生合成量のおよそ半分は③_____で行われる．コレステロールの生合成の材料は，④_____，_____，_____から生成する⑤_____である．ただし，⑤_____が多くとも，食物から吸収されたコレステロールが多いときは，コレステロール自体がコレステロール合成反応を抑制するしくみがある．

コレステロールを原料にして，体内では，胆汁酸のほか，⑥_____や，ビタミン D_3 の前駆物質である⑦_____などが生合成される．

第12章 タンパク質代謝

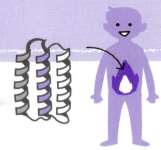

＊おさえておきたいタンパク質代謝

Memo

問1 タンパク質は，多数のアミノ酸が直鎖状に結合する形で合成される．この結合様式を何というか．

（　　　　　　　　　　　）

問2 タンパク質の合成に関係する物質の組み合わせはどれか．

（　）1．DNA, mRNA, tRNA
（　）2．mRNA, tRNA, LDL
（　）3．DNA, mRNA, HDL

問3 タンパク質は細胞内で合成される．以下のうちではどこか．

（　）1．核内
（　）2．ミトコンドリア内
（　）3．細胞質内

問4 タンパク質の合成が行われる，細胞質にある粒子状の構造体の名称は何か．

（　　　　　　　　　　　）

問5 細胞内におけるタンパク質の合成について，ATPのエネルギーは必要か．

（　　　　　　　　　　　）

問6 真核細胞におけるタンパク質合成を担うリボソームは，ある細胞小器官の膜に付着しているものもある．その細胞小器官の名称は何か．

（　　　　　　　　　　　）

第12章 タンパク質代謝

問7 細胞質内に遊離しているリボソームと,粗面小胞体のリボソームが合成するタンパク質の違いについて,正しいのはどれか.

( ) 1. 遊離のリボソームは細胞外へ分泌するタンパク質を合成し,粗面小胞体は細胞内で使われるタンパク質を合成する

( ) 2. 遊離のリボソームは細胞内で使われるタンパク質を合成し,粗面小胞体は細胞外へ分泌するタンパク質や,さまざまな膜に結合して機能するタンパク質を合成する

( ) 3. 遊離のリボソームは酵素以外のタンパク質を合成し,粗面小胞体は酵素として機能するタンパク質を合成する

問8 血しょう中の主要なタンパク質アルブミンが合成される器官(臓器)はどれか.

( ) 1. 心臓　　　　( ) 2. 肝臓

( ) 3. すい臓

問9 タンパク質を摂取すると,胃液のペプシンによって,まず消化される.このとき,生成する物質は何か.

(　　　　　　　　　　　　　　　)

*おさえておきたいタンパク質代謝

問10 ペプシンについて，正しいものはどれか．

( ) 1. ペプシノーゲンに塩酸が反応してペプシンになる
( ) 2. ペプシンがペプシノーゲンの一部を消化してペプシンになる
( ) 3. トリプシンがペプシノーゲンの一部を消化してペプシンになる

問11 すい液のトリプシンは，タンパク質やポリペプチドを消化してさらに小さいポリペプチドに分解する．このような酵素を何ペプチダーゼというか．

(　　　　　　　　　　　　)

問12 エンドペプチダーゼとエキソペプチダーゼはタンパク質やポリペプチドの消化の様式が異なる．以下の図の空欄に適切な酵素を入れよ．

N末端　　　　　　　　　　　　　　　　　　　　C末端
アミノ酸　　　　加水分解　　　　　　加水分解
　　　　　　1.(　　　　　　)　2.(　　　　　　)

問13 ペプチドやポリペプチドを端からアミノ酸に消化するエキソペプチダーゼを含む消化液は何か．

(　　　　　　　　　　　　)

問14 タンパク質がペプチドやアミノ酸になる消化（分解）について，ATPのエネルギーは必要か．

(　　　　　　　　　　　　)

第12章 タンパク質代謝

問 15 タンパク質が消化され,アミノ酸や小さいペプチドになると吸収される.どこで吸収されるか.

( ) 1. 胃
( ) 2. 小腸
( ) 3. 大腸

問 16 体内で,1日に合成されるタンパク質の量は,体重1kgあたり約何gくらいか.

(　　　　　　　　　　　　　)

問 17 体内でタンパク質の合成が最も盛んな組織はどこか.

( ) 1. 筋肉　　　　( ) 2. 脳

( ) 3. 小腸粘膜

* おさえておきたいタンパク質代謝

問 18 血清タンパク質の80％以上が合成される器官はどこか．

( ) 1. 心臓　　( ) 2. 肝臓

( ) 3. すい臓

問 19 タンパク質のターンオーバー（代謝回転）について，正しいのはどれか．

( ) 1. タンパク質を摂取してから，尿素として体外へ排出するまでのくり返し
( ) 2. タンパク質を消化して体内に吸収してから，アンモニアになるまでのくり返し
( ) 3. 体内のアミノ酸からタンパク質が合成されて，そのタンパク質がアミノ酸に分解されるまでのくり返し

問 20 体全体におけるタンパク質のターンオーバーの半減期（タンパク質の半分が新しいものに代わるまでの期間）は何日くらいか．

(　　　　　　　　　　　　　　　)

問 21 窒素平衡について，正しいものはどれか．

( ) 1. タンパク質とアミノ酸の摂取量の合計と尿素排出量のバランス
( ) 2. タンパク質の合成量と分解量のバランス
( ) 3. 窒素摂取量と窒素排出量のバランス

第12章 タンパク質代謝

Memo

問22 成長期にある幼児や妊婦の窒素平衡はどれか.

( ) 1. 窒素平衡は負に傾いている
( ) 2. 窒素平衡は正に傾いている
( ) 3. 窒素平衡は ±0 である

問23 進行がん患者やタンパク質摂取量の少ない人の窒素平衡について, 正しいのはどれか.

( ) 1. 窒素平衡は負に傾いている
( ) 2. 窒素平衡は正に傾いている
( ) 3. 窒素平衡は ±0 である

問24 運動のし過ぎや, 減量中のアスリートの窒素平衡について, 正しいのはどれか.

( ) 1. 窒素平衡は負に傾いている
( ) 2. 窒素平衡は正に傾いている
( ) 3. 窒素平衡は ±0 である

問25 アミノ酸は, アミノ基が外れてαケト酸となってから利用されることがある. この反応の名称は何か.

(   )

問26 アミノ基転移反応では, アミノ基を受け取る物質がクエン酸回路から供給される. その物質とは何か.

( ) 1. クエン酸
( ) 2. αケトグルタル酸
( ) 3. オキサロ酢酸

問27 αケトグルタル酸はアミノ基転移反応を経て何になるか.

(   )

問28 タンパク質やアミノ酸に含まれる窒素は, 人体では最終的に何に代謝されるか（窒素代謝の最終産物はどれか）.

(   )

* おさえておきたいタンパク質代謝

問29 タンパク質やアミノ酸に含まれる窒素は,まずアンモニアとなり,次に尿素回路を経て尿素となる.この尿素回路が働く器官はどこか.

( ) 1. 腎臓　　　( ) 2. 肝臓　　　( ) 3. 膀胱

問30 尿素回路で関わっている3種類の遊離アミノ酸は何か.

(　　　　　　　　　　　　　　　　　　　　　　　　)

問31 尿素回路の遊離アミノ酸について,正しいのはどれか.

( ) 1. アルギニンとオルニチンはタンパク質合成の材料には使われない

( ) 2. アルギニンとシトルリンはタンパク質合成の材料に使われない

( ) 3. オルニチンとシトルリンはタンパク質合成の材料には使われない

問32 尿素回路においてアンモニアと尿素の量比について,正しいのはどれか.

( ) 1. アンモニア1分子に対して,尿素1分子が生成される

( ) 2. アンモニア1分子に対して,尿素2分子が生成される

( ) 3. アンモニア2分子に対して,尿素1分子が生成される

問33 尿中の窒素成分を,多い順に4つあげよ.

(　　　　　　　　　　　　　　　　　　　　　　　　)

問34 魚類,鳥類および爬虫類の窒素代謝の最終産物は尿素ではない.正しいのはどれか.

( ) 1. 魚類は尿酸,鳥類と爬虫類はアンモニア

( ) 2. 魚類はアンモニア,鳥類と爬虫類は尿酸

( ) 3. 魚類と鳥類はアンモニア,爬虫類は尿酸

Memo

第12章 タンパク質代謝

問35 アンモニア，尿酸，尿素の性質について，正しいのはどれか．

( ) 1. アンモニア，尿酸および尿素ともに水によく溶ける
( ) 2. アンモニアと尿酸は水によく溶けるが，尿素は水にやや溶けにくい
( ) 3. アンモニアと尿素は水によく溶けるが，尿酸は水にやや溶けにくい

問36 アミノ酸の代謝について，正しいのはどれか．

( ) 1. 水酸化プロリン（ヒドロキシプロリン）は，タンパク質合成の材料として使われる
( ) 2. 分岐鎖アミノ酸は，筋肉よりも肝臓に効率よく取り込まれて代謝される
( ) 3. アラニンは，非必須アミノ酸なので，摂取しなくても問題はない

問37 体内のタンパク質が分解され，アミノ酸になってからの代謝について，正しいのはどれか．

( ) 1. そのアミノ酸の8割がタンパク質の合成に再び使われる
( ) 2. そのアミノ酸の8割が別の種類のアミノ酸に合成される
( ) 3. そのアミノ酸の8割がエネルギー源として使われる

問38 タンパク質を構成するアミノ酸のトリプトファンやフェニルアラニンの性質は2つある．何と何か．

(　　　　　　　　　　　　　　　)

問39 糖原性およびケト原性のあるアミノ酸は，トリプトファンやフェニルアラニン以外にも3つある．正しい組み合わせはどれか．

( ) 1. グリシン，チロシン，ロイシン
( ) 2. チロシン，イソロイシン，スレオニン
( ) 3. ロイシン，グリシン，スレオニン

* おさえておきたいタンパク質代謝

問 40 脱炭酸反応により，セロトニンに代謝されるアミノ酸は何か．

（　　　　　　　　　　　　　）

問 41 脱炭酸反応により，ヒスタミンに代謝されるアミノ酸はどれか．

（　）1．チロシン
（　）2．ヒスチジン
（　）3．グリシン

問 42 チロシンの代謝異常によって発症する病気は何か．

（　　　　　　　　　　　　　）

問 43 分岐鎖アミノ酸（ロイシン，イソロイシン，バリン）の代謝異常によって起こる病気は何か．

（　　　　　　　　　　　　　）

問 44 必須アミノ酸の一種のリジンが欠乏すると，おもにどのような問題が起こるか．

（　　　　　　　　　　　　　）

問 45 成長期における必須アミノ酸の一種であるアルギニンの不足では，おもにどのような問題が起こるか．

（　　　　　　　　　　　　　）

問 46 必須アミノ酸であるフェニルアラニンの代謝異常で知られる病気は何か．

（　　　　　　　　　　　　　）

問 47 初乳に含まれ，乳児に消化されることなく吸収されて働く免疫グロブリン（Ig）はどれか．

（　　　　　　　　　　　　　）

第12章 タンパク質代謝

＊タンパク質代謝のまとめ

問1 タンパク質の消化吸収

食物中のタンパク質は，胃において胃液中の①＿＿＿によって変性し，②＿＿＿＿によって消化されペプトンとなる．これはさらに十二指腸に移動すると，弱アルカリ性の③＿＿＿によって中和され，すい液中のエンドペプチダーゼである④＿＿＿＿やキモトリプシン，およびエキソペプチダーゼである⑤＿＿＿＿＿＿＿などによって消化される．この結果，構成するアミノ酸の数が2～6の⑥＿＿＿と，遊離の⑦＿＿＿＿に分解される．これらのうち，4つ以上のアミノ酸から成るペプチドは，小腸上皮細胞の細胞膜にあるアミノペプチダーゼによってより小さな⑧＿＿＿または遊離の⑨＿＿＿＿になる．これらの消化産物は，小腸の粘膜上皮細胞に吸収され，そこでペプチドも遊離のアミノ酸にまで分解される．こうして生じたアミノ酸は，⑩＿＿＿に入り，血流に乗って全身へ運ばれる．

問2 アミノ酸の代謝

生体内の遊離アミノ酸は，おもに次の4つの目的に利用される．1つ目は，各種細胞質基質内において，①＿＿＿＿の合成の原料としてである．これは，DNAより成る遺伝子の情報を②＿＿＿したmRNAが，細胞質基質の③＿＿＿＿上で，アミノ酸配列を指令して④＿＿＿することである．2つ目は，⑤＿＿＿＿となり，これがTCA回路の代謝中間産物，⑥＿＿＿の原料，脂肪酸，コレステロールやケトン体の合成原料のほか，エネルギー源としての利用である．この場合には，アミノ酸から生じたアミノ基からできる⑦＿＿＿＿は，肝臓において⑧＿＿＿の反応で尿素へと変化する．3つ目は，核酸を構成する塩基などの含窒素化合物の合成原料となることである．4つ目は，ほかの種類の⑨＿＿＿＿の原料となることである．

＊タンパク質代謝のまとめ

問3　タンパク質の合成（転写，翻訳と翻訳後修飾）

タンパク質の合成は，①_____とそれに続く②_____の過程に分けられる．①_____は，細胞の核内で③_____のもつ情報が④_____に写され，核外の細胞質基質へ移行して⑤_____と結合する．④_____に記されたアミノ酸配列の情報，すなわちアミノ酸の順番と数の情報に従って，アミノ酸が⑥_____によって1つずつリボソーム上に運ばれてきて，⑦_____結合でつながれていく．この過程が②_____で，各種アミノ酸は⑧_____と結合して活性化されている必要がある．また，リボソームには，遊離のリボソームのほかに，⑨_____を形成しているリボソームもあり，⑩_____などがつくられる．なお，タンパク質は，翻訳後にプロセシング，すなわち一部のペプチド結合の⑪_____やアミノ酸残基の側鎖の修飾を受けてはじめて機能をもつものが多い．

問4　アミノ基転移反応と糖原性アミノ酸およびケト原性アミノ酸

アミノ酸は，①_____の作用を受けて，αケトグルタル酸にアミノ基（②_____）を渡すと，アミノ酸は③_____となり，αケトグルタル酸は④_____になる．この反応を⑤_____という．この反応で生じた④_____は，⑥_____の作用を受けると，そのアミノ基が⑦_____として遊離され，同時に⑧_____が生じ，これは再びアミノ基転移反応においてアミノ基を受け取る側になる．一方の③_____は，TCA回路に入って利用されたり，グルコース，脂肪酸，コレステロール，ケトン体の合成原料として利用されたりするほか，⑨_____を経てTCA回路に入ることもある．

グルコースの合成原料になりうるアミノ酸のことを⑩_____とよんで区別することがある．ロイシンとリシン以外のアミノ酸がこれに相当する．また，ケトン体の原料となりうるアミノ酸のことを⑪_____という．これにはロイシン，イソロイシン，トリプトファン，フェニルアラニン，リシン，およびチロシンの6種類のアミノ酸が相当する．

第12章 タンパク質代謝

問5 タンパク質の動態（ターンオーバーと窒素平衡）

体内におけるタンパク質の動態を考えるとき，重要な概念は2つある．ひとつめは①_____で，体内のアミノ酸からタンパク質が合成されて，そのタンパク質が②_____に分解されるまでのくり返しをいう．人体全体におけるタンパク質のターンオーバーの③_____，すなわちタンパク質の半分が新しいものに代わるまでの期間はおよそ④_____日である．ふたつめは⑤_____で，体に入る窒素（食事で摂るタンパク質）と体外へ出る窒素の量を比較して評価する．体内にある窒素のほとんどはタンパク質の形であり，体外へ出ていく窒素のほとんどは⑥_____の形である．体に入る窒素が出る窒素よりも多ければ，窒素平衡は⑦_____で，体内のタンパク質量が増加していく状態とみなせるので，この状態を⑧_____という．逆に，体に入る窒素が出る窒素よりも少なければ，窒素平衡は⑨_____で，体内のタンパク質量は減少しつつある状態とみなせるので，この状態を⑩_____という．窒素平衡は，食事のタンパク質量が適正であるか否かを評価するために用いる．怪我の回復期にある患者，乳幼児や子供，妊婦などは，窒素平衡が⑪_____となる．これに対し，怪我の直後や病態にある患者，減量中のアスリート，タンパク質を含めた⑫_____の摂取不足にある人などは，窒素平衡は⑬_____を示す．

問6 アミノ酸の代謝異常と必須アミノ酸の欠乏・不足

アミノ酸の代謝異常は，しばしば病気の原因となる．尿が空気に触れると濃い茶色に変わることで知られるアルカプトン尿症は，遺伝性疾患であり，①_____とフェニルアラニンの代謝経路にある酵素の活性が低下していることで発症する．尿や汗がメープルシロップに似たにおいがすることで知られるメープルシロップ尿症もまた遺伝性疾患であり，分岐差アミノ酸，すなわち②_____，_____，_____の代謝異常によって，分岐差アミノ酸とαケト酸が体内に貯留するために起こる．フェニルケトン尿症もまた，先天的な酵素の異常により，③_____の代謝が阻害され起こる．

必須アミノ酸の欠乏・不足もさまざまな問題を引き起こす．女性ではリジンが欠乏すると④_____が，男性では成長期における必須アミノ酸のアルギニンが不足した場合は⑤_____の減少がそれぞれ起こる．必須アミノ酸を欠かさずに摂るためには，⑥_____の数値の高い食品，たとえば牛肉や大豆などの良質のタンパク質を含む食品を摂取するのがよい．

第13章 核酸代謝

＊おさえておきたい核酸代謝

Memo

問1 ヌクレオチドの合成系には，新生経路と再利用経路がある．新生経路のことを何というか．
（　　　　　　　　　　　）

問2 ヌクレオチドの合成系のうち，再利用経路（または再利用系）のことを何というか．
（　　　　　　　　　　　）

問3 ヌクレオチド合成系のうち，優先的に使われるのは新生経路かあるいは再利用経路か．
（　　　　　　　　　　　）

問4 ヌクレオチド合成系の新生経路は，おもにどの器官で働いているか．
（　　　　　　　　　　　）

問5 ヌクレオチド合成系の再利用経路は，おもにどの器官で働いているか．
（　　　　　　　　　　　）

問6 ヌクレオチドの代謝に関して正しいのはどれか．

（　） 1. 塩基の分解による最終産物は尿素である
（　） 2. サルベージ経路では，ヌクレオチドの分解で生じたヌクレオシドや塩基が再利用される
（　） 3. ピリミジンヌクレオチドが分解されて，キサンチンが生成する

第13章 核酸代謝

問7 ヌクレオチド合成系の再利用経路の説明で，正しくないのはどれか．

( ) 1. 5-ホスホリボシル1α-二リン酸(PRPP)にアデニン，グアニン，ヒポキサンチンを結合させ，アデニル酸(AMP)，グアニル酸(GMP)，イノシン酸(IMP)に変える

( ) 2. PRPPにウリジンを結合させ，ウリジル酸(UMP)やシチジル酸(CMP)に変える

( ) 3. PRPPにヒポキサンチンを結合させることで，グアニル酸(GMP)ができるがアデニル酸(AMP)はできない

問8 ヌクレオチド合成系の再利用経路において重要な役割を果たす酵素は，HGPRT（またはHPRT）と略してよばれる．この酵素の名称を何というか．

(　　　　　　　　　　　　　　　　　　　　　　　　　)

問9 HGPRTが触媒するのはどの反応か．

( ) 1. PRPPにアデニンを結合させる
( ) 2. PRPPにグアニンやヒポキサンチンを結合させる
( ) 3. PRPPにウリジンを結合させる

問10 遺伝子突然変異によってHGPRTが働かない人もいる．その場合，ヌクレオチド合成系の再利用経路が利用できない．この病気の名称を何というか．

(　　　　　　　　　　　　　　　　　　　　)

問11 レッシュ・ナイハン症候群の場合，尿酸の合成量は多いか少ないか．

(　　　　　　　　　　　　　　　　　　　　)

問12 レッシュ・ナイハン症候群について正しくないのはどれか．

( ) 1. 高尿酸血症，重症の痛風，急性腎不全
( ) 2. X染色体上にHGPRT遺伝子があり，伴性劣性遺伝をするため，患者はほとんど男性
( ) 3. レッシュ・ナイハンという名の一人の医師が発見

＊おさえておきたい核酸代謝

問13 ヌクレオチド合成系の新生経路について，最も適切な説明はどれか．

( ) 1. PRPPから数段階の化学反応を経て，アデニル酸(IMP)やグアニル酸(GMP)が合成される
( ) 2. PRPPから数段階の化学反応を経て，まずイノシン酸(IMP)が合成され，このイノシン酸からアデニル酸(IMP)やグアニル酸(GMP)が合成される
( ) 3. PRPPにアデニン，グアニン，ヒポキサンチンを結合させ，アデニル酸(AMP)，グアニル酸(GMP)，イノシン酸(IMP)に変える

問14 ヌクレオチド合成系の新生経路において，プリン塩基の材料とならないものはどれか．

( ) 1. グルタミン，グリシン
( ) 2. アスパラギン酸，葉酸
( ) 3. アルギニン

問15 ヌクレオチド合成系の新生経路において，ピリミジン塩基の材料とならないものはどれか．

( ) 1. グルタミン
( ) 2. グリシン
( ) 3. アスパラギン酸

問16 DNAやRNAの合成の直接の材料となるものはどれか．

( ) 1. ヌクレオシド
( ) 2. ヌクレオチド(ヌクレオシド−リン酸)
( ) 3. ヌクレオシド三リン酸

問17 アデノシン三リン酸(ATP)は，DNA合成，RNA合成のうち，どちらの材料になるか．

(　　　　　　　　　　　　　　)

問18 核酸合成に重要なビタミンを2種類あげよ．

(　　　　　　　　　　　　　　)

問19 葉酸やビタミンB_{12}が欠乏すると起こる症状は何か．

(　　　　　　　　　　　　　　)

第13章 核酸代謝

問20 DNAおよびRNAの分解産物はどれか.

( ) 1. 酢酸
( ) 2. 水
( ) 3. 尿酸

問21 尿酸はどれか.

1. ( ) 2. ( ) 3. ( )

問22 DNAおよびRNAを構成する物質のうち,代謝されて尿酸となるのはどれか.

( ) 1. アデニンとグアニン
( ) 2. シトシンとチミンとウラシル
( ) 3. デオキシリボースとリボース

問23 DNAおよびRNAを構成する物質のうち,代謝されて尿酸とならない塩基をすべて含むものはどれか.

( ) 1. チミンとウラシル
( ) 2. シトシン
( ) 3. シトシンとチミンとウラシル

問24 DNAおよびRNAを構成する物質のうち,シトシン,チミンとウラシルは代謝されると何になるか.

(   )

問25 「塩基配列の違いによって,DNAが代謝されたときに産生される尿酸の量が変動することがある」という考えは正しいか.

(   )

問26 代謝されて尿酸となるアデニンとグアニンのことを何というか.

(   )

*おさえておきたい核酸代謝

問 27 プリン塩基は,「プリン核」をもつ.プリン核はどれか.

1. (　)　　　2. (　)　　　3. (　)

問 28 ピリミジン塩基は,ピリミジン核をもつ.ピリミジン核はどれか.

1. (　)　　　2. (　)　　　3. (　)

問 29 血中の尿酸の正常値(濃度)はどのくらいか.

(　) 1. 1.0〜2.0 mg/dL

(　) 2. 2.3〜6.6 mg/dL

(　) 3. 約 10 mg/dL

問 30 高尿酸血症患者の血中尿酸の治療目標値(濃度)はどれか.

(　) 1. 4 mg/dL

(　) 2. 6 mg/dL

(　) 3. 8 mg/dL

問 31 尿酸の性質は何か.

(　　　　　　　　　　　　　　　)

問 32 血中尿酸の飽和濃度と考えられているのはどれか.

(　) 1. 約 6 mg/dL

(　) 2. 約 7 mg/dL

(　) 3. 約 8 mg/dL

問 33 高尿酸血症の患者がなりやすい病気は何か.

(　　　　　　　　　　　　　　　)

第13章 核酸代謝

問34 DNAやRNAは摂取すべき栄養素か.

（　　　　　　　　　　　　　　　　　）

問35 高尿酸血症の患者が控えるべき動物性食品は，次のうちどれか.

（　）1．鶏卵の黄身
（　）2．鶏卵の白身
（　）3．レバー

問36 高尿酸血症の患者が控えるべき植物性食品は，次のうちどれか.

（　）1．ブロッコリー
（　）2．こんにゃく
（　）3．ご飯（米）

問37 高尿酸血症の患者が控えるべき飲料は，次のうちどれか.

（　）1．アルコール飲料（酒）
（　）2．茶
（　）3．果汁（ジュース）

問38 プリン体を多く含む酒は，次のうちではどれか.

（　）1．日本酒（清酒）
（　）2．焼酎
（　）3．ビール

問39 プリン体をほとんど含まない蒸留酒（焼酎，ウイスキー，ブランデーなど）も血中尿酸濃度を上げる．この説明で正しくないのはどれか.

（　）1．エタノールが肝臓で代謝される際にATPが利用されるので尿酸の生成が促され，このときにつくられる乳酸によって尿酸が尿中へ排泄されるのを阻害されるから
（　）2．エタノールとその代謝物であるアセトアルデヒドによって，多数の細胞が死に，多数のプリン体を生じるから
（　）3．エタノールの利尿作用で，薄い尿の量が増えるから

* おさえておきたい核酸代謝

Memo

問 40 男性と女性では，血中尿酸値が比較的高いのはどちらか．

（　　　　　　　　　　　　）

問 41 痛風の発作はどのように起こるか．

（　）1．腎臓に尿酸の結晶が析出する
（　）2．筋肉に尿酸の結晶が析出する
（　）3．関節に尿酸の結晶が析出する

問 42 高尿酸血症・痛風における腎障害（尿路結石）を防ぐために，効果のないものはどれか．

（　）1．1 日あたり 1,000 mL の尿量を保つ
（　）2．尿の酸性化を防ぐために，野菜や海藻を摂るようにする
（　）3．尿アルカリ化薬（重曹，クエン酸 K・クエン酸 Na 配合製剤）を使用

問 43 チミンの合成に働く酵素（チミジル酸シンターゼ）の阻害剤は，どのような治療薬として用いられるか．

（　）1．腎障害治療薬として
（　）2．貧血治療薬として
（　）3．抗がん剤として

問 44 チミジル酸シンターゼ阻害剤の代わりに，ほかの塩基の合成に働く酵素の阻害剤を抗がん剤として用いることはできない理由は何か．

（　　　　　　　　　　　　　　　　　　　　　　　）

第13章 核酸代謝

＊ 核酸代謝のまとめ

問1　核酸の合成材料

DNAの合成材料（略称）		RNAの合成材料（略称）	
デオキシアデノシン三リン酸	①	アデノシン三リン酸	⑤
デオキシグアノシン三リン酸	②	グアノシン三リン酸	⑥
デオキシシチジン三リン酸	③	シチジン三リン酸	⑦
デオキシチミジン三リン酸	④	ウリジン三リン酸	⑧

核酸合成の原料は⑨＿＿＿＿＿＿＿である．これはリボースもしくはデオキシリボースと塩基が結合した⑩＿＿＿＿＿にリン酸が3つ結合したものである．DNAは，デオキシリボースを含有する4種類のヌクレオシド三リン酸，すなわち，①＿＿＿＿＿，②＿＿＿＿＿，③＿＿＿＿＿および④＿＿＿＿＿を原料としている．一方，RNAの合成にはリボースを含有する4種類のヌクレオシド三リン酸，すなわち⑤＿＿＿，⑥＿＿＿，⑦＿＿＿および⑧＿＿＿が原料となる．このうち⑪＿＿＿＿＿と＿＿＿＿＿は生体のエネルギー物質としても非常に重要な物質である．

問2　ヌクレオチドの合成経路

核酸の塩基の部分は，①＿＿＿＿＿，＿＿＿＿＿，アンモニウムイオン，およびテトラヒドロ葉酸誘導体から合成される．またリボースは②＿＿＿＿＿＿＿から供給される．これらを原料にヌクレオシドーリン酸，すなわち③＿＿＿＿＿を合成する経路を④＿＿＿＿＿経路または新生経路という．

一方，ヌクレオチドの分解過程で生じる塩基を再利用してヌクレオチドをつくる経路もあり，それはヌクレオチドの⑤＿＿＿＿＿経路または再生経路とよび，ほとんどの器官の細胞でこの経路が優先的に使われている．デオキシリボースを含むヌクレオチドは，リボースを含むヌクレオチドから還元されてつくられる．さらに，これらがリン酸化（リン酸が結合）されてDNAやRNA合成の直接の原料となる⑥＿＿＿＿＿＿＿が合成される．

再利用経路では，5-ホスホリボシル1α-二リン酸（⑦＿＿＿＿）にアデニン，グアニン，ヒポキサンチンを結合させ，アデニル酸（⑧＿＿＿＿），グアニル酸（⑨＿＿＿＿），イノシン酸（⑩＿＿＿＿）を生じる．PRPPにグアニンやヒポキサンチンを結合させる作用の酵素は，ヒポキサンチン-グアニンホスホリボシルトランスフェラーゼ（⑪＿＿＿＿）であり，遺伝子突然変異によってこの酵素が働かないことで，再利用経路が使えない人もいる．この病気はレッシュと⑫＿＿＿＿＿という医師が発見した⑬＿＿＿＿＿＿＿＿＿で，体内における⑭＿＿＿の合成量が増えるという症状が出る．

＊核酸代謝のまとめ

問3　核酸合成に必要なビタミン

核酸の合成には，葉酸ともよばれる①＿＿＿＿＿＿と②＿＿＿＿＿＿が必要である．このため，これらの両方もしくは片方が欠乏すると③＿＿＿＿＿のほか，四肢のしびれや知覚麻痺などの④＿＿＿＿が出現する．とくに②＿＿＿＿＿＿は，⑤＿＿＿＿や貝類などの動物性食品に多く，⑥＿＿＿＿＿にはほとんど含まれていないことから，ビタミン剤を摂らない完全菜食主義者の人には問題が必ず生じる．②＿＿＿＿＿＿が不足している人には①＿＿＿＿＿＿を多く与えても効果はなく，逆に神経障害が進んでしまうことがあるので注意を要する．

問4　核酸代謝における尿酸の生成

核酸のうち①＿＿＿＿は細胞が死ぬときに分解される．これに対しRNA，とくに②＿＿＿＿＿は細胞が生きている限り活発に③＿＿＿＿が行われる．すなわち，合成されては不要になり次第分解されるので，RNAのターンオーバーはDNAよりも速い．RNAはヌクレアーゼによってプリンヌクレオチドやピリミジンヌクレオチドを経て，さらに分解され，最終産物として④＿＿＿＿とアンモニアが生じる．

④＿＿＿＿は痛風の原因物質である．したがって，痛風患者は⑤＿＿＿＿を多く含む食品を避けるべきである．しかし，生体内では一定量の細胞の新陳代謝が必ず起こっているので，核酸を含む食品を全く食べないようにしても，原因物質の生成は避けられない．

DNAやRNAを構成する塩基のうちでは，プリン核を含むプリン塩基，すなわち⑥＿＿＿＿＿とグアニンが代謝されると④＿＿＿＿となる．一方，ピリミジン核を含むピリミジン塩基，すなわち⑦＿＿＿＿＿，＿＿＿＿＿，＿＿＿＿＿が代謝されると⑧＿＿＿＿＿を生じる．DNA分子のなかでは，プリン塩基のアデニンとピリミジン塩基の⑨＿＿＿＿，プリン塩基のグアニンとピリミジン塩基の⑩＿＿＿＿＿が対になっており，RNAでは，チミンの代わりに⑪＿＿＿＿＿が分子内にあるが，これらもピリミジン塩基である．したがって，核酸については，その塩基組成が異なっても，最終代謝物である④＿＿＿＿の生成量は変わらない．

第13章 核酸代謝

問5 尿酸と痛風

核酸代謝により，血中には常に①＿＿＿が含まれており，血中濃度の正常値は，②＿＿＿～③＿＿＿mg/dL である．アンモニアや尿素は水によく溶けるが，この代謝産物は溶けにくく，約④＿＿＿mg/dL が飽和濃度なので，これを超えると痛風発作が起こる．そこで，痛風患者や高尿酸血症患者の治療においては⑤＿＿＿mg/dL を目標値としている．これらの患者には，食事指導が有効である．核酸を多く含む動物性食品には⑥＿＿＿があり，一方，植物性食品のなかでは⑦＿＿＿（の花のつぼみの部分）に核酸が多い．仮に，体内の代謝産物の量が同じであっても，濃度を低くすれば痛風リスクは下げられるので，⑧＿＿＿を積極的に摂ることは重要である．また，⑨＿＿＿は代謝過程で水を消費する上，代謝中間産物であるアセトアルデヒドの毒性によって細胞がより多く死ぬので，飲酒は控えねばならない．とくに，⑩＿＿＿は麦芽由来のプリン体を多く含むので，避けるべきである．

問6 抗がん剤としてのチミジル酸シンターゼ阻害剤

正常細胞とがん細胞では，①＿＿＿の合成量においてはほとんど差がない．ところが②＿＿＿よりも③＿＿＿のほうが細胞分裂も活発なため，DNA の合成量は多い．そこで，DNA の合成を④＿＿＿する化学物質が抗がん剤として利用されてきた．たとえば，RNA の合成を阻害せずに，⑤＿＿＿の合成を特異的に阻害する物質の⑥＿＿＿である．これは DNA 合成材料のデオキシチミジン三リン酸のもととなる⑦＿＿＿を合成する酵素の働きを阻害する化学物質で，RNA の合成には影響を⑧＿＿＿ので，抗がん剤として利用できる．しかしながら，正常細胞にも DNA 合成が比較的活発な細胞がある．たとえば毛根の細胞である．したがって，この抗がん剤を用いると⑨＿＿＿という副作用が避けられない．

第14章 遺伝情報とその発現

*おさえておきたい遺伝情報とその発現

問1 ヒトを含む生物（ウイルスを除く）の遺伝子の本体とされる物質は何か．

（　　　　　　　　　　　　）

問2 遺伝情報はDNAのなかでどのように記録されているか．

（　　　　　　　　　　　　）

問3 ヒトのDNAのうち遺伝情報が記録されているのはわずか3%程度である．DNAのうち，遺伝情報が記録されている部分を何というか．

（　　　　　　　　　　　　）

問4 ゲノムについて，正しい説明はどれか．

（　）1. 遺伝子の英語の複数形
（　）2. ある生物の遺伝子の1セット
（　）3. 地球上の全生物の遺伝子をまとめて指す言葉

問5 ヒトのゲノムは塩基対の数にしてどのくらいか．

（　　　　　　　　　　　　）

問6 ヒトのゲノムはいくつの遺伝子より成るか．

（　　　　　　　　　　　　）

問7 遺伝情報が発現される流れはどれか．

（　）1. DNA → タンパク質 → mRNA
（　）2. mRNA ← DNA → タンパク質
（　）3. DNA → mRNA → タンパク質

問8 遺伝子DNAの塩基配列情報をもとにRNAを合成することを何というか．

（　　　　　　　　　　　　）

第14章 遺伝情報とその発現

問 9 mRNAの塩基配列情報に従ってアミノ酸を結合させてタンパク質を合成することを何というか.

(　　　　　　　　　　　　　)

問 10 転写と翻訳は細胞内のどこで行われるか.

( ) 1. 転写も翻訳も核
( ) 2. 転写は核, 翻訳はリボソーム上
( ) 3. 転写も翻訳もリボソーム上

問 11 遺伝情報の発現における遺伝子からタンパク質までの情報の流れを何というか.

(　　　　　　　　　　　　　)

問 12 ヒト免疫不全ウイルス(HIV)の遺伝子は一本鎖のRNAで, このRNAの情報をもとにDNAを合成する特殊な酵素をもっている. この酵素を何というか.

(　　　　　　　　　　　　　)

問 13 ヒトのタンパク質は遺伝子のもつ遺伝子情報よりつくられる. ヒトのタンパク質の種類はどのくらいか.

( ) 1. 遺伝子の数より少ない約10,000種類
( ) 2. 遺伝子の数と同じ約22,000種類
( ) 3. 遺伝子の数より多い約100,000種類

問 14 真核生物の遺伝子上には, タンパク質のアミノ酸配列を指令する情報を含む領域と, 含まない領域がある. これらの名称の組み合わせで正しいのはどれか.

( ) 1. エクソン, イントロン
( ) 2. プロモーター, エクソン
( ) 3. イントロン, エクソン

問 15 真核生物の遺伝子の情報がRNAに転写される際には, DNA上のプロモーターとよばれる部分にRNAポリメラーゼIIと, あるタンパク質が結合しなくてはならない. そのタンパク質を何というか.

(　　　　　　　　　　　　　)

＊おさえておきたい遺伝情報とその発現

問 16 真核生物の遺伝子情報のRNAへの転写を促進する因子としてアクチベーターが，抑制する因子としてリプレッサーがある．これらをまとめて何というか．

（　　　　　　　　　　　　　　　）

問 17 遺伝子のエクソンとイントロンの情報は，RNAにいったん転写されたあと，エクソン部分の情報をもつ部分のみが残されて，mRNAとなる．これを何というか．

（　　　　　　　　　　　　　　　）

問 18 エクソンは一つの遺伝子に複数あることが多く，RNAスプライシングではエクソンの情報を含むRNAの部分だけがつながれてmRNAがつくられる．このとき，ある特定のエクソンに相当する部分だけが選ばれることもある．これを何というか．

（　　　　　　　　　　　　　　　）

問 19 選択的スプライシングの意義はどれか．

（　）1. 多様なmRNAやタンパク質を合成できる
（　）2. 遺伝子から大量のmRNAやタンパク質を合成できる
（　）3. mRNAやタンパク質の合成に必要なエネルギーを節約できる

問 20 真核生物のミトコンドリアにもDNAがあり，これをミトコンドリアゲノムということがある．これについて正しくないのはどれか．

（　）1. 環状の(端がない)DNAで，16,569塩基対より成る
（　）2. 母系遺伝をするので父の遺伝情報は子に伝わらない
（　）3. 1つの細胞に1セット(1コピー)ある

第14章 遺伝情報とその発現

問21 細胞は分裂する前に、遺伝情報を伝えるためにDNAを複製（合成）して2倍に増やす。このとき二重らせんがほどけて1本鎖となったそれぞれが鋳型となって、相補的な塩基配列をもった新しい鎖が合成される。このようなDNAの複製様式を何とよぶか。

（　　　　　　　　　　　　　　　）

問22 DNAの半保存的複製を示しているのはどれか。

1. (　)　　2. (　)　　3. (　)

問23 細胞内でのDNA複製開始点において、DNAポリメラーゼが働いて新しいDNA鎖が合成され始めるには短いRNA鎖が使われる。これを何というか。

（　　　　　　　　　　　　　　　）

問24 DNAポリメラーゼは、RNAプライマーやDNAの3′末端に新しいDNA鎖を合成して伸ばしていく。この際に材料となるのはどれか。

（　）1. デオキシリボヌクレオシド一リン酸（dNMP）
（　）2. デオキシリボヌクレオシド二リン酸（dNDP）
（　）3. デオキシリボヌクレオシド三リン酸（dNTP）

***おさえておきたい遺伝情報とその発現**

問25 DNAポリメラーゼによる新しいDNA鎖の合成について，正しいのはどれか．

( ) 1. DNA鎖を3′末端方向に伸ばすが，5′末端方向へは伸ばさない
( ) 2. DNA鎖を5′末端方向に伸ばすが，3′末端方向へは伸ばさない
( ) 3. DNA鎖を5′末端方向にも3′方向にも伸ばす

問26 DNAの複製が進んでいく点のあたりを図示したとき，その形からこの点についてはよび名がある．これを何というか．

（　　　　　　　　　　　　）

問27 DNAの複製が進んでいく点において，3′から5′の方向に伸張するラギング鎖の合成には，複製中間体としていくつもの短い鎖が合成されてから，DNAリガーゼによってつなぎ合わされる．この短い鎖には発見者の日本人研究者の名前が付けられている．これを何というか．

（　　　　　　　　　　　　）

問28 直線状のDNAの複製においては，3′末端に最も近い領域に結合するRNAプライマーの末端側の領域は複製されない．これと関連があるのはどれか．

( ) 1. テロメアの短縮
( ) 2. 遺伝子突然変異
( ) 3. スプライシング

問29 ゲノムの塩基配列は修復されることによって，複製エラーが最小限になるよう抑えられている．そのタイミングはいつか．

（　　　　　　　　　　　　）

第14章 遺伝情報とその発現

問30 DNAの増幅法としてポリメラーゼ連鎖反応(PCR)法がある．これは，必要な材料を，プログラムに従って自動で温度コントロールできるサーマルサイクラーという装置に入れれば実施可能である．試料と酵素(DNAポリメラーゼ)以外の材料の組み合わせで適切なのはどれか．

( ) 1. RNAプライマー，デオキシリボヌクレオシド二リン酸
( ) 2. DNAプライマー，デオキシリボヌクレオシド三リン酸
( ) 3. DNAプライマー，デオキシリボヌクレオチド

問31 PCR法に使われるDNAポリメラーゼの特徴は何か．

(　　　　　　　　　　　　)

問32 遺伝情報が，タンパク質のアミノ酸配列へ翻訳されるとき，各アミノ酸に対応する3つの塩基の配列を何というか．

( ) 1. コード
( ) 2. コドン
( ) 3. アンチコドン

問33 翻訳の際にはmRNAとは別のRNAがアミノ酸を運搬して働くRNAは何か．

(　　　　　　　　　　　　)

問34 遺伝子が指令している(タンパク質を構成する)アミノ酸の種類は何種類か．

(　　　　　　　　　　　　)

問35 生物のタンパク質を調べたときに検出されるアミノ酸の種類は，遺伝子が指令している数よりも多い．これはどのようなしくみによるか．

(　　　　　　　　　　　　)

*おさえておきたい遺伝情報とその発現

Memo

問36　同一個体の異なる臓器を構成する細胞の遺伝子について，正しいのはどれか．

(　)　1．細胞の遺伝子の情報(塩基配列)は，器官によって異なる
(　)　2．細胞の遺伝子の情報(塩基配列)は，組織によって異なる
(　)　3．同一個体を構成している細胞は(一部の例外を除き)同じ遺伝子情報をもっているが，細胞の種類によって，その働き方(発現のしかた)が異なる

問37　遺伝子突然変異はどれか．

(　)　1．染色体の本数が変わる
(　)　2．ある染色体の一部がなくなる(欠失する)
(　)　3．染色体を構成する遺伝子の塩基配列が変わる

問38　点突然変異について，正しくないのはどれか．

(　)　1．点変異，あるいは一塩基置換などとよばれることもある
(　)　2．DNA の塩基のうち 1 つが別の塩基に置き換わる(置換する)突然変異
(　)　3．DNA の塩基のうち 1 つがなくなったり増えたりする突然変異

問39　タンパク質を構成するアミノ酸配列に変化をもたらさない突然変異をとくに何というか．

(　)　1．ミスセンス突然変異
(　)　2．ナンセンス突然変異
(　)　3．サイレント突然変異

問40　フレームシフト突然変異の説明で正しいのはどれか．

(　)　1．1 つの塩基が欠失，あるいは 1 つの塩基が挿入されて生じる
(　)　2．2 つの塩基が欠失，あるいは 2 つの塩基が挿入されて生じる
(　)　3．3 の倍数以外の数の塩基が欠失，あるいは 3 の倍数以外の数の塩基が挿入されて生じる

第14章 遺伝情報とその発現

問41 体細胞には，加齢に伴い何十回も分裂するものがあり，それらのゲノムの塩基配列は少しずつではあるが変化していく．この現象と関連性の高い病気はどれか．

( ) 1. がん
( ) 2. 認知症
( ) 3. 白内障

問42 ゲノムを構成する塩基配列中に1つの塩基が変異した多様性がみられ，その変異が集団内で1％以上の頻度でみられるとき，それを何というか．

(　　　　　　　　　　　　)

問43 一塩基多型について，正しいのはどれか．

( ) 1. 致死性の高い遺伝病と関連がある
( ) 2. 薬の副作用の出やすさなどの体質と関連がある
( ) 3. タンパク質のアミノ酸配列の違いを生じない

問44 遺伝子1つに異常がある単一遺伝子病でないものはどれか．

( ) 1. アルツハイマー病
( ) 2. 血友病
( ) 3. フェニルケトン尿症

問45 血友病とフェニルケトン尿症の遺伝様式について，正しい組み合わせはどれか．

( ) 1. 伴性劣性遺伝，常染色体性劣性遺伝
( ) 2. 伴性優性遺伝，常染色体性劣性遺伝
( ) 3. 常染色体性劣性遺伝，伴性劣性遺伝

＊遺伝情報とその発現のまとめ

問1　遺伝情報の流れ

遺伝子が働くことを①＿＿＿＿＿といい，②＿＿＿＿＿の塩基配列で記された情報をもとにRNAが合成される③＿＿＿＿，このRNAが④＿＿＿＿＿へ加工されるプロセシング，このRNAの情報からポリペプチドが作られる⑤＿＿＿＿，そしてポリペプチドから⑥＿＿＿＿＿が完成するまでのプロセシングの過程よりなる．DNAは複製もするので，生物の遺伝情報は，DNAからDNAと，DNAからmRNAを介してタンパク質へという流れで伝わる．このことを生命の⑦＿＿＿＿＿＿＿＿（＿＿＿＿＿）という．逆の方向に遺伝情報が流れていくことは，レトロウイルスとよばれるウイルスにおいてのみみられる．たとえばHIVは⑧＿＿＿＿＿をもち，⑨＿＿＿＿＿の情報からDNAを合成することができるレトロウイルスの一種である．

問2　DNAからRNAの合成（転写）

転写においては，①＿＿＿＿＿の塩基配列情報をもとにRNAが合成される．mRNAとして働くRNAを合成する酵素は②＿＿＿＿＿＿＿＿で，これがプロモーターとよばれる領域に結合するとRNA合成の準備がされた状態である．ただし，この酵素が働くには，③＿＿＿＿＿＿がRNAポリメラーゼⅡに結合し，さらに④＿＿＿＿＿も必要になる．これらが揃うと，DNAの2本鎖のうち，⑤＿＿＿＿＿鎖の塩基配列を鋳型にして，センス鎖，すなわち遺伝子と⑥＿＿＿＿配列をもつRNAが合成される．転写の過程は⑦＿＿＿＿で行われる．

問3　RNAのプロセシング

RNAが①＿＿＿＿＿になるプロセシングはやや複雑な過程である．まずRNAの2つの端のうち，上流側の端に②＿＿＿＿＿が，下流の端に③＿＿＿＿＿が付加される．続いて，このRNAから，エクソンとよばれるタンパク質の④＿＿＿＿＿の情報を含む領域のみが切り出されて結合する．これを⑤＿＿＿＿＿という．1つの遺伝子に複数のエクソンがあるとき，その一部のエクソンのみが切り出されて結合することもある．これは⑥＿＿＿＿＿＿＿＿とよばれる．これらのプロセシングの過程も⑦＿＿＿＿で行われる．②＿＿＿＿＿はRNAの⑧＿＿＿＿＿などに寄与し，③＿＿＿＿＿は核外への移行に重要であり，これらがないとmRNAとしての機能は発揮できない．

第14章 遺伝情報とその発現

問4　mRNA とコドン

mRNA は①_____を通り核外へ出て，細胞質にある②_____上へ移動し，そこでポリペプチドが合成される．これを③_____といい，リボソーム上において，mRNA の塩基の配列を④_____の配列に読みかえて，アミノ酸を順番に —CONH— の⑤_____結合で重合させていく．このとき，3 個の連続した塩基が 1 つの⑥_____を指定する．この 3 連続塩基を⑦_____という．コドンは A，U，G，C の 4 種類ある塩基 3 つの連続よりなるため⑧____の⑨____乗，すなわち⑩____通りある．

一方，材料になるアミノ酸は⑪____種類なので，**下表**に示されているように，多くの場合，1 つのアミノ酸には複数のコドンが対応している．そのうち AUG は翻訳の⑫_____コドンとしても働く．一方，アミノ酸を指定せずに翻訳終止のシグナルとして働くコドンもあり，⑬_____とよばれる．

コドン表

		コドンの 2 番目の塩基				
		U	C	A	G	
コドンの1番目の塩基	U	UUU, UUC フェニルアラニン(Phe) UUA, UUG ロイシン(Leu)	UCU, UCC, UCA, UCG セリン(Ser)	UAU, UAC チロシン(Tyr) UAA, UAG 終止	UGU, UGC システイン(Cys) UGA 終止 UGG トリプトファン(Trp)	U C A G	コドンの3番目の塩基
	C	CUU, CUC, CUA, CUG ロイシン(Leu)	CCU, CCC, CCA, CCG プロリン(Pro)	CAU, CAC ヒスチジン(His) CAA, CAG グルタミン(Gln)	CGU, CGC, CGA, CGG アルギニン(Arg)	U C A G	
	A	AUU, AUC, AUA イソロイシン(Ile) AUG* メチオニン(Met)	ACU, ACC, ACA, ACG トレオニン(Thr)	AAU, AAC アスパラギン(Asn) AAA, AAG リシン(Lys)	AGU, AGC セリン(Ser) AGA, AGG アルギニン(Arg)	U C A G	
	G	GUU, GUC, GUA, GUG バリン(Val)	GCU, GCC, GCA, GCG アラニン(Ala)	GAU, GAC アスパラギン酸(Asp) GAA, GAG グルタミン酸(Glu)	GGU, GGC, GGA, GGG グリシン(Gly)	U C A G	

＊AUG は翻訳の⑫_____コドンにもなります．

*遺伝情報とその発現のまとめ

問5 DNAおよびRNAの鎖の方向性

DNAやRNAの鎖には方向性があり，上流はデオキシリボースやリボースの5′側で①_____とよばれ，下流は逆の3′側で②_____とよばれる．通常，塩基配列は上流側から読み記される．たとえば，遺伝子DNAのある領域の塩基配列がCGTGGTGATであるとき，転写によって合成される同じ領域のmRNAの塩基配列は③_____である．このうち上流の5′末端は④____，下流の3′末端は⑤____および____である．
一方，ポリペプチドやタンパク質にも方向性があり，上流はアミノ基が出ている側で⑥_____とよばれ，下流はカルボキシル基が出ている側で⑦_____とよばれる．mRNAのAUGAUAAGAがポリペプチドに翻訳されると，コドン表からこれは⑧_____─⑨_____─⑩_____となることがわかる．この場合，N末端側は⑪_____，C末端側は⑫_____である．この配列は，細胞接着分子が機能を発揮する上で重要な配列だが，逆の⑩_____─⑨_____─⑧_____の配列は，同じ機能を⑬_____ことがわかっている．このことはアミノ酸配列の方向性も重要であることを示している．

問6 タンパク質のプロセシング

アミノ酸がペプチド結合した①_____の状態で機能を発揮するタンパク質もあるが，プロセシングを受けてはじめて機能するタンパク質も多い．タンパク質のプロセシングには，まずポリペプチド鎖の内部の多数の②_____結合で③_____状になったり，④_____状になったりする二次構造の形成がある．次に分子内の②_____結合，⑤_____結合，イオン結合のほか，S-S結合ともよばれる⑥_____結合が働いて三次構造が形成される．ヘモグロビンの例のように，三次構造を形成したものが集まってさらに複雑な⑦_____構造とよばれる構造をつくることもある．このほか特定のペプチド結合の加水分解による⑧_____，アミノ酸の側鎖の化学修飾，⑨_____の付加など（翻訳後修飾）を受けないと機能を発揮できないタンパク質もある．

生化学きほんノート　　　　　　　　　©2017

定価（本体 1,900 円＋税）

2017年8月1日　1版1刷

編　者　浅賀　宏昭
発行者　株式会社　南山堂
代表者　鈴木　幹太

〒113-0034　東京都文京区湯島4丁目1-11
TEL 編集(03)5689-7850・営業(03)5689-7855
振替口座　00110-5-6338

ISBN 978-4-525-13151-7　　　　Printed in Japan

本書を無断で複写複製することは，著作者および出版社の権利の侵害となります．
JCOPY ＜(社)出版者著作権管理機構　委託出版物＞
本書の無断複写は著作権法上での例外を除き禁じられています．複写される場合は，そのつど事前に，(社)出版者著作権管理機構（電話 03-3513-6969，FAX 03-3513-6979，e-mail: info@jcopy.or.jp）の許諾を得てください．

スキャン，デジタルデータ化などの複製行為を無断で行うことは，著作権法上での限られた例外（私的使用のための複製など）を除き禁じられています．業務目的での複製行為は使用範囲が内部的であっても違法となり，また私的使用のためであっても代行業者等の第三者に依頼して複製行為を行うことは違法となります．

生化学きほんノート

解答と解説編

第1章 生化学を学ぶための基本の「き」

＊おさえておきたい基本の「き」

[問1] [答] 3. 細胞

[問2] [答] 2. 約60兆個

[問3] [答] 2. 卵（卵子）

[問4] [答] 2. 水

[問5] [答] 1. タンパク質

[問6] [答] 3. 炭素C，水素H，酸素O，窒素N

[問7] [答] C, H, O, N, S, P, K, Ca, Mg, Fe

[問8] [答] 1. 赤血球

[問9] [答] 微量元素

[問10] [答] 有機化合物（有機物）

[問11] [答] 4価（4本）

[問12] [答] 1. 二酸化炭素 CO_2

[問13] [答] 無機化合物（無機物）

[問14] [答] NaCl，塩化ナトリウム

[問15] [答] 2. 0.9%

[問16] [答] 2. Naは陽イオンNa^+，Clは陰イオンCl^-

[問17] [答] 2. 分子が大きく，構造が複雑

[問18] [答] 官能基

[問19] [答] 化学式：CH_3COOH，官能基：カルボキシル基（カルボキシ基），$-COOH$

[問20] [答] 水に溶けやすい性質，酸としての性質

[問21] [答] 水素結合

[問22] [答] 共有結合

[問23] [答] 2. 加熱すると離れる

[問24] [答] 水に溶けやすい性質（親水性）

[問25] [答] 極性がある

[問26] [答] 2. どちらも有機化合物で，水に溶けない疎水性

[問27] [答] 1. 極性があり，極性があるものをよく溶かす

[問28] [答] 1. 細胞膜

[問29] [答] リン脂質

[問30] [答] 2

生化学きほんノート　解答集

＊生化学を学ぶための基本の「き」のまとめ

問1　①代謝　②同化　③有機物　④ATP（アデノシン三リン酸）　⑤異化　⑥核酸　⑦DNA　⑧RNA

問2　①細胞　②代謝　③核　④DNA　⑤分裂　⑥最小単位

問3　①水，有機物　②物質　③比熱　④炭素　⑤分子量　⑥タンパク質，糖質，脂質　⑦DNAとRNA

問4　①酸素，炭素，水素，窒素　②マグネシウム，カルシウム，カリウム，イオウ，リン，鉄　③マンガン，ホウ素，亜鉛，銅，モリブデン，コバルト，ヨウ素　④欠乏症

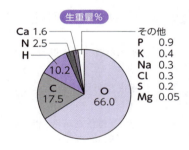

微量元素

元素記号と元素名		おもな働き	欠乏症
Mn	マンガン	ムコ多糖合成酵素などのマンガン酵素を助ける	植物：葉の黄化現象 動物：軟骨の退化
B	ホウ素	細胞壁（ペクチン）の維持	成長点の破壊（植物）
Zn	亜鉛	アルコール脱水素酵素などの成分	前立腺異常，味覚障害，精子不形成
Cu	銅	銅酵素の成分	貧血，抜け毛，心臓障害
Mo	モリブデン	モリブデン酵素の成分	貧血，植物の窒素代謝不良
Co	コバルト	ビタミンB_{12}の構成成分	食欲不振，貧血
I	ヨウ素	甲状腺ホルモンの成分	クレチン病

問5　①二酸化炭素　②無機質　③炭素，水素，酸素，窒素　④生理的意義　⑤鉄　⑥ヨウ素

問6　①偏り　②極性　③水酸　④－OH　⑤親水性　⑥脂質　⑦疎水性　⑧タンパク質

水の分子構造

第2章　糖質

＊おさえておきたい糖質

問1　[答] 炭水化物

問2　[答] 2．生きるためのエネルギー源

問3　[答] 2．デオキシリボ核酸（DNA）

問4　[答] 3．単糖類

問5　[答] 複合糖質

問6　[答] アルドース

問7　[答] ケトース

問8　[答] 五炭糖（ペントース）

問9　[答] 五員環構造

問10　[答] 六炭糖（ヘキソース）

問11 [答] 六員環構造
問12 [答] グルコース(ブドウ糖)
問13 [答] 2. $C_6H_{12}O_6$
問14 [答] 1
問15 [答] 2. −OH
問16 [答] グルコース(ブドウ糖)
問17 [答] デオキシリボース
問18 [答] リボース
問19 [答] フルクトース(果糖)
問20 [答] ガラクトース
問21 [答] 二糖類
問22 [答] 2. グリコシド結合
問23 [答] スクロース(ショ糖)
問24 [答] 3. グルコースとフルクトース(果糖)
問25 [答] 1. グルコースとグルコース
問26 [答] ラクトース(乳糖)
問27 [答] 2
問28 [答] 1. スクロース
問29 [答] オリゴ糖類
問30 [答] 多糖類

問31 [答] 3. 多糖類
問32 [答] 3. $(C_6H_{10}O_5)_n$
問33 [答] 1. デンプン
問34 [答] アミロペクチン
問35 [答] アミロース
問36 [答] 2. ヨウ素デンプン反応
問37 [答] 1. アミロース
問38 [答] 3. グリコーゲン
問39 [答] 赤紫色
問40 [答] アミラーゼ
問41 [答] マルトース(麦芽糖)
問42 [答] セルロース
問43 [答] 消化されない
問44 [答] ブドウ糖間の結合様式
問45 [答] 2. セルロース
問46 [答] 糖タンパク質
問47 [答] プロテオグリカン
問48 [答] 2. 結合組織
問49 [答] 3. ヘパリン
問50 [答] 糖脂質

＊糖質のまとめ

問1 ①ブドウ ②デンプン ③炭水化物 ④エネルギー ⑤糖鎖 ⑥ヌクレオチド

問2 ①単糖類 ②二糖類 ③オリゴ糖類 ④多糖類 ⑤複合糖質 ⑥セルロース

問3 ①アルドース ②ケトース ③ペントース ④ヘキソース ⑤リボース ⑥グルコース ⑦ガラクトース ⑧フルクトース ⑨デオキシリボース ⑩環状 ⑪鎖状 ⑫環状

問4 ①グリコシド ②二糖類 ③単糖類 ④麦芽 ⑤ショ ⑥フルクトース ⑦乳 ⑧ガラクトース ⑨オリゴ ⑩消化されにくい

問5 ①多糖類 ②デンプン ③グリコーゲン ④セルロース ⑤α1→4グリコシド ⑥α1→6グリコシド ⑦アミロース ⑧アミロペクチン ⑨グリコーゲン ⑩ヨウ素デンプン ⑪青く ⑫β1→4グリコシド

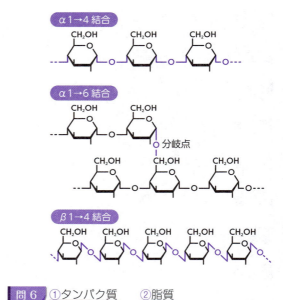

問6 ①タンパク質 ②脂質 ③プロテオグリカン と 糖タンパク質 ④糖脂質 ⑤保水性 ⑥グリコサミノグリカン ⑦ムコ多糖 ⑧ヘパリン ⑨外 ⑩親水性 ⑪スフィンゴ糖脂質 ⑫グリセロ糖脂質

第3章 脂質

＊おさえておきたい脂質

問1 [答] 3．水となじまない性質（疎水性）の有機化合物．

問2 [答] 1．エーテル

問3 [答] 脂肪酸

問4 [答] 炭化水素鎖（アルキル基）

問5 [答] 1．水となじまない

問6 [答] 中性脂肪

問7 [答] 3．エステル結合

問8 [答] 酸とアルコールの間で水が失われて生成する結合

問9 [答] 3

問10 [答] リン脂質

問11 [答] 2

問12 [答] 糖脂質

問13	[答] リポタンパク質
問14	[答] アポリポタンパク質
問15	[答] 2．肝臓
問16	[答] 複合脂質
問17	[答] 単純脂質
問18	[答] 不飽和脂肪酸
問19	[答] 飽和脂肪酸
問20	[答] 1．飽和脂肪酸の構造を立体モデルで示すと真っ直ぐで折れ曲がりはないが，不飽和脂肪酸のそれは折れ曲がりがある
問21	[答] 2
問22	[答] 不飽和脂肪酸
問23	[答] 飽和脂肪酸
問24	[答] 不飽和脂肪酸
問25	[答] 必須脂肪酸
問26	[答] リノール酸，αリノレン酸，アラキドン酸
問27	[答] 1．大豆
問28	[答] 3．肉や魚
問29	[答] トリグリセリド（トリアシルグリセロール）
問30	[答] モノグリセリド，ジグリセリド
問31	[答] 3．エネルギーの貯蔵

問32	[答] 脂肪酸1分子とグリセロール1分子が結合
問33	[答] 脂肪酸2分子とグリセロール1分子が結合
問34	[答] リン酸
問35	[答] ミセル
問36	[答] グリセロリン脂質，スフィンゴリン脂質
問37	[答] スフィンゴリン脂質
問38	[答] スフィンゴ糖脂質，グリセロリン脂質
問39	[答] ステロイド骨格
問40	[答] 2
問41	[答] 脂肪酸（遊離脂肪酸）
問42	[答] アルブミンと弱く結合している

解説　リポタンパク質の範疇には入れられない．

問43	[答] カイロミクロン（キロミクロン），VLDL，LDL，HDL
問44	[答] 1．カイロミクロン（キロミクロン）
問45	[答] 3．高比重リポタンパク質（HDL）
問46	[答] 1．小腸
問47	[答] アポリポタンパク質の占める割合が大きい
問48	[答] 脂質の占める割合が大きい，直径が大きい
問49	[答] 3．LDL
問50	[答] 3．HDL

脂質のまとめ

問1 ①疎水性 ②有機化合物 ③液体 ④固体 ⑤有機溶媒 ⑥小さい

問2 ①カルボキシル基 ②脂肪酸 ③グリセロール ④中性脂肪 ⑤トリグリセリド ⑥リン脂質 ⑦糖脂質 ⑧コレステロール ⑨ステロイドホルモン

問3 ①グリセロール ②脂肪酸 ③モノグリセリド ④ジグリセリド ⑤トリグリセリド ⑥炭素数 ⑦二重結合 ⑧不飽和脂肪酸 ⑨飽和脂肪酸 ⑩高い ⑪低い ⑫リノール酸 ⑬αリノレン酸 ⑭アラキドン酸 ⑮必須脂肪酸

問4 ①リン脂質 ②リン酸 ③脂肪酸 ④リン酸 ⑤脂肪酸 ⑥水 ⑦ミセル ⑧細胞膜 ⑨グリセロリン脂質 ⑩スフィンゴリン脂質 ⑪糖脂質 ⑫糖鎖 ⑬生体膜 ⑭飽和 ⑮不飽和

問5 ①ステロイド骨格 ②生体膜 ③血しょう ④脂肪酸 ⑤胆汁酸 ⑥女性ホルモン ⑦B

問6 ①タンパク質 ②リポタンパク質 ③アポリポタンパク質 ④小さく ⑤キロミクロン ⑥VLDL ⑦LDL ⑧HDL ⑨LDL ⑩HDL

第4章 タンパク質

おさえておきたいタンパク質

問1 [答] タンパク質

問2 [答] アミノ酸

問3 [答] 3. 遺伝子の本体としての機能

問4 [答] 2. 約10万種類

問5 [答] 1. ペプチド結合

問6 [答] －CONH－

問7 [答] 20種類

問8 [答] アミノ基, カルボキシル基
解説 例外としてプロリンはアミノ基ではなくイミノ基をもつ.

問9 [答] グリシン

問10 [答] 1. 構造式は同じだが, 実物と鏡像の関係にあるような, 互いに重ね合わせのできない分子同士

問11 [答] L型

問12 [答] 1. 水に溶けているアミノ酸の周囲が中性のときは, アミノ基, カルボキシル基ともに, 正負どちらにも帯電しない

問13 [答] 側鎖

問14 [答] 8種類

問15 [答] 合成されない

問16 [答] 2. 小児期では, 8種類に加えてアルギニンとヒスチジンも必須アミノ酸

問17 [答] (タンパク質の)一次構造

第4章　タンパク質

問18　[答]　N末端…左，C末端…右

問19　[答]　システイン　メチオニン

問20　[答]　ペプチド

問21　[答]　ポリペプチド

問22　[答]　アミノ酸残基

問23　[答]　2．比較的近くにあるアミノ酸残基の特定の水素原子と酸素原子が水素結合によって弱く結合してできる部分的な立体構造

問24　[答]　αヘリックス構造（αらせん構造）
βシート構造（β構造）

問25　[答]　1

問26　[答]　ジスルフィド（S−S）結合

問27　[答]　イオウ

問28　[答]　四次構造

問29　[答]　ヘモグロビン，乳酸脱水素酵素　など

問30　[答]　タンパク質以外の成分と結合したタンパク質をいう．

　解 説　糖と結合した糖タンパク質，脂質と結合したリポタンパク質，色素と結合した色素タンパク質，金属と結合した金属タンパク質などがある．

問31　[答]　2．タンパク質を構成するポリペプチド鎖の高次（二次〜四次）構造が失われる

問32　[答]　1．透明な卵白が，加熱によって，白く濁る

問33　[答]　酵素

問34　[答]　基質特異性

問35　[答]　反応特異性

問36　[答]　最適温度（至適温度）

問37　[答]　2．37〜40℃

問38　[答]　最適pH（至適pH）

問39　[答]　ペプシンの最適pHは約2，トリプシンの最適pHは約8

問40　[答]　活性中心

問41　[答]　2．アクチン，ミオシン

問42　[答]　ミオシン

問43　[答]　1．アルブミン

問44　[答]　電気泳動

問45　[答]　1．受容体タンパク質

問46　[答]　3．細胞膜上

問47　[答]　2．細胞質基質内

問48　[答]　1．防御タンパク質

問49　[答]　コラーゲン

問50　[答]　3

問51　[答]　滋養タンパク質

問52　[答]　すべての必須アミノ酸をバランスよく含んでいること

＊タンパク質のまとめ

問1 ①水　②タンパク質　③酵素　④ホルモン　⑤受容体　⑥10万

問2 ①アミノ酸　②ペプチド　③ポリペプチド　④種類　⑤順番　⑥遺伝子　⑦20　⑧翻訳後修飾

問3 ①アミノ　②カルボキシル　③側鎖　④−H　⑤グリシン　⑥8　⑦3

問4 ①一次構造　②遺伝子　③水素結合　④α　⑤β　⑥三次構造

問5 ①高次構造　②水　③熱，酸，塩基　④界面活性剤　⑤変性　⑥不可逆的　⑦分解

問6 ①化学反応　②酵素　③成長因子　④調節　⑤アクチン　⑥収縮性　⑦輸送　⑧受容体　⑨病原体　⑩免疫グロブリン　⑪防御　⑫構造　⑬必須アミノ酸　⑭滋養

問7 ①ジスルフィド　⑧疎水性　⑨非共有　⑩四次構造

第5章　核酸

＊おさえておきたい核酸

問1 [答] デオキシリボ核酸(DNA), リボ核酸(RNA)

問2 [答] DNA

問3 [答] RNA

問4 [答] RNA

問5 [答] 1. リン酸—糖—塩基

問6 [答] 3. デオキシリボース

問7 [答] 3. リボース

問8 [答] リボースから酸素原子1つとれた形がデオキシリボース

問9 [答] 2

問10 [答] いずれも単糖で，5つの炭素原子を分子内にもつ五炭糖(ペントース)

問11 [答] ヌクレオシド

問12 [答] アデノシン三リン酸(ATP)

問13 [答] リボースとアデニンが結合した構造

問14 [答] リボース

問15 [答] アデニン(A), グアニン(G), シトシン(C), チミン(T)

問16 [答] アデニン(A), グアニン(G), シトシン(C), ウラシル(U)

問17 [答] アデニン, グアニン

問18 [答] 1

問19 [答] シトシン, チミン, ウラシル

問20 [答] 1

問21 [答] 2. 二重らせん構造

問22 [答] 上流は5´末端，下流は3´末端

問23 [答] 2 nm

問24 [答] 1．アデニンとチミン，アデニンとウラシル，グアニンとシトシン

問25 [答] 3．3ヵ所

問26 [答] 1．アデニンとチミン，グアニンとシトシンがそれぞれ同じ割合

問27 [答] より高温にしないと熱変性しない

問28 [答] 2．ミトコンドリア

問29 [答] 赤血球

問30 [答] 葉緑体

問31 [答] 環状構造で全長が短い

問32 [答] ミトコンドリアや葉緑体それぞれのタンパク質の合成を指令する

問33 [答] 環状構造で全長が短い

問34 [答] 1．数十本に分かれて，タンパク質とともに染色体を構成している

問35 [答] テロメア

問36 [答] 2．染色体構造の安定に関わっている

問37 [答] 3．特定の塩基配列の繰り返し構造

問38 [答] 3．2 m

問39 [答] 3．約60億塩基対

問40 [答] 3．体細胞の半分の約30億塩基対

問41 [答] リボソームRNA（rRNA）

問42 [答] rRNA

問43 [答] 1．核内遺伝子の情報を写し取り，細胞質基質へ移動して情報を伝える

問44 [答] 1．細胞質にあるアミノ酸をリボソームへ運び，ポリペプチド合成に働く

問45 [答] tRNA

＊核酸のまとめ

問1 ①酸性 ②デオキシリボ核酸 ③リボ核酸 ④遺伝子 ⑤RNA ⑥発現 ⑦ヌクレオチド ⑧糖 ⑨塩基

問2 ①2 ②二重らせん ③1 ④デオキシリボース ⑤リボース ⑥五炭糖 ⑦酸素 ⑧安定 ⑨にくく

問3 ①アデニン ②グアニン ③シトシン ④ウラシル ⑤チミン ⑥窒素 ⑦プリン ⑧プリン ⑨ピリミジン ⑩ピリミジン ⑪T ⑫U ⑬対 ⑭相補性 ⑮プリン ⑯ピリミジン

問4 ①加熱 ②水素結合 ③変性 ④水素 ⑤2 ⑥水素 ⑦3 ⑧高 ⑨二重らせん ⑩ハイブリダイゼーション ⑪相補性 ⑫水素 ⑬A ⑭C

問5 ①2 ②ヒストン ③塩基性 ④染色体 ⑤46 ⑥23 ⑦ミトコンドリア ⑧ミトコンドリア ⑨葉緑体 ⑩環状 ⑪共生説

問6 ①mRNA ②tRNA ③rRNA ④DNA ⑤アミノ酸 ⑥リボソーム ⑦短い ⑧折りたたまれている ⑨変性

第6章 無機質

＊おさえておきたい無機質

問1 [答] 2. 糖質(炭水化物)，脂質，タンパク質，ビタミンとともに五大栄養素の1つで，ミネラルともよばれる

問2 [答] 2. 有機物を構成する4種類の主要元素(C, H, O, N)以外で，何らかの生理的意義を持つ元素

問3 [答] 十大元素

問4 [答] 13種類

解説　亜鉛，カリウム，カルシウム，クロム，セレン，鉄，銅，ナトリウム，マグネシウム，マンガン，モリブデン，ヨウ素，リン．

問5 [答] 1. Ca

問6 [答] リービッヒの最少律(リービッヒの最少量の法則)

問7 [答] 微量元素

問8 [答] マンガン(Mn)，ホウ素(B)，亜鉛(Zn)，銅(Cu)，ヨウ素(I)，コバルト(Co)など

問9 [答] 2. 骨や歯

問10 [答] 骨

問11 [答] 2. リン酸カルシウム

問12 [答] 2. ハイドロキシアパタイト(水酸化リン酸カルシウム)

問13 [答] 2. 血液凝固の阻止

問14 [答] 1. パラトルモン，カルシトニン

問15 [答] 2. 細胞内で濃度が低く，細胞外では高い

問16 [答] イオウ(S)

問17 [答] イオウ(S)

問18 [答] 鉄(Fe)

問19 [答] イオウ(S)

問20 [答] S

問21 [答] 3. ビオチン

解説　ビオチンは卵白に含まれるアビジンというタンパク質によって不活性化される．

問22 [答] Fe

問23 [答] リン(P)

問24 [答] イオウ(S)

問25 [答] 2. 細胞内にはK^+，細胞外にはNa^+が多い

問26 [答] 3. 神経細胞に何らかの刺激が加わると，細胞外のK^+が細胞内に流入する

問27 [答] リン(P)

問28 [答] カルシウムの吸収が阻害される

問29 [答] リン(P)

問30 [答] 鉄(Fe)

問31 [答] 3. ホスホリルコリン

問32 [答] マグネシウム(Mg)

問33 [答] 2. マグネシウムイオン(Mg^{2+})

問34 [答] Mg

問35 [答] ヨウ素(I)

問36 [答] ヨウ素(I)

問37 [答] マグネシウム(Mg)

問38 [答] ヨウ素(I)

問39 [答] マンガン(Mn)

問40 [答] 3. 亜鉛(Zn)

問41 [答] セレン(Se)

問42 [答] 亜鉛(Zn)

問43 [答] 銅(Cu)

問44 [答] Co

問45 [答] 亜鉛(Zn)

＊無機質のまとめ

問1 ①ミネラル　②五大栄養素　③生理的意義　④13　⑤亜鉛，カリウム，カルシウム，クロム，セレン，鉄，銅　⑥カリウム，鉄

問2 ①骨　②カルシウム　③微量元素　④亜鉛　⑤リービッヒ　⑥最少律　⑦リービッヒ

問3 ①カルシウム　②リン酸カルシウム　③ハイドロキシアパタイト　④水酸化リン酸カルシウム　⑤炭酸カルシウム　⑥Ca^{2+}　⑦骨　⑧カルシウム

問4 ①カルシウム　②DNA　③細胞膜　④リン脂質　⑤カルシウムの吸収阻害　⑥アデノシン三リン酸　⑦ATP　⑧シグナル伝達

問5 ①ヘモグロビン　②ミオグロビン　③酸素　④シトクロムc　⑤カタラーゼ　⑥ペルオキシダーゼ　⑦鉄　⑧トランスフェリン　⑨血しょう　⑩貧血　⑪肝臓

問6 ①陽　②K^+　③Na^+　④疲労　⑤下痢　⑥ヨウ素　⑦甲状腺　⑧甲状腺ホルモン　⑨タンパク質　⑩三次　⑪ジスルフィド　⑫Na^+　⑬K^+　⑭Mg^{2+}

第7章　ホルモンとサイトカイン

＊おさえておきたいホルモンとサイトカイン

問1 [答] ホルモン

問2 [答] サイトカイン

問3 [答] 細胞間の情報を伝達する物質で，微量で効果を発揮し，体全体の恒常性維持に関わる

問4 [答] 3. ホルモンは内分泌器官で合成，分泌されるが，サイトカインの合成，分泌はさまざまな細胞で行われる

問5 [答] 1. ペプチド(タンパク質，糖タンパク質を含む)，ステロイド，アミン

問6 [答] 2. 医薬品として利用されている

| 問7 | [答] 標的器官，標的細胞 |

| 問8 | [答] そのホルモンやサイトカインが結合する受容体がある |

| 問9 | [答] 1．免疫に関係するものが多く，リンパ球が分泌するものはリンホカインとよばれる |

| 問10 | [答] インスリン，グルカゴン，成長ホルモン，プロラクチンなど |

| 問11 | [答] 性ホルモン（エストロゲン，アンドロゲン），アルドステロン，糖質コルチコイドなど |

| 問12 | [答] チロキシン（サイロキシン），アドレナリンなど |

| 問13 | [答] インスリン，グルカゴン，糖質コルチコイド |

| 問14 | [答] 1．インスリン |

| 問15 | [答] 2 |

| 問16 | [答] すい臓のランゲルハンス島にあるβ細胞 |

| 問17 | [答] 2．経口投与が有効で，注射による投与は有効ではない |

| 問18 | [答] 1．おもに筋肉，肝臓，脂肪組織で，細胞へのグルコースの取り込みを促進し，グリコーゲンの産生，グルコースの酸化，グルコースの脂肪への転化 |

| 問19 | [答] すい臓のランゲルハンス島にあるα細胞 |

| 問20 | [答] 2．おもに肝臓でのグリコーゲンの分解を促進 |

| 問21 | [答] 副腎皮質 |

| 問22 | [答] 細胞における糖新生を促す |

| 問23 | [答] 卵巣 |

| 問24 | [答] 精巣 |

| 問25 | [答] 3．副腎（皮質） |

| 問26 | [答] 2 |

| 問27 | [答] 1．下垂体に作用して下垂体からのホルモンの分泌を促進させる |

| 問28 | [答] 1 |

| 問29 | [答] 3．成長ホルモン，甲状腺刺激ホルモン，副腎皮質刺激ホルモン，乳腺刺激ホルモン |

| 問30 | [答] タンパク質合成促進，骨の成長・発育を促す |

| 問31 | [答] 乳汁分泌刺激作用 |

| 問32 | [答] 2．ペプチド（タンパク質，糖タンパク質） |

| 問33 | [答] バソプレッシン，オキシトシン |

| 問34 | [答] 3．バソプレッシンは抗利尿作用，オキシトシンは子宮収縮作用 |

| 問35 | [答] 1 |

| 問36 | [答] チロキシン，トリヨードチロニン，カルシトニン |

| 問37 | [答] 1．チロキシンとトリヨードチロニン |

| 問38 | [答] 2．骨形成の亢進 |

| 問39 | [答] 3．どちらもアミンホルモンで，分子に含まれるヨウ素原子の数が異なる |

第7章 ホルモンとサイトカイン

問40 [答] （負の）フィードバック作用
解説 充分なチロキシンが血中にあるとき，視床下部および下垂体前葉に作用して，甲状腺刺激ホルモン放出ホルモンや甲状腺刺激ホルモンの分泌が抑制される．

問41 [答] 2．ろ胞刺激ホルモンの分泌促進
解説 女性の性周期の調節においてもフィードバック作用による調節がみられる．

問42 [答] 3．合成エストロゲンと合成プロゲステロン
解説 卵巣における卵胞の発達および排卵のどちらも抑制することで，避妊効果がある．

問43 [答] 上皮小体
解説 副甲状腺は甲状腺の近傍に2対4個ある．

問44 [答] 2．パラトルモンで，骨吸収が亢進される

問45 [答] ペプチド（ペプチドホルモン）

問46 [答] 3．コレステロール

問47 [答] 2．ナトリウム再吸収，カリウムの排出を促進

問48 [答] アドレナリン（エピネフリン）

問49 [答] 3．アミン

問50 [答] 2．水溶性のホルモンやサイトカインの受容体は細胞内，脂溶性のホルモンの受容体は細胞の表面（細胞膜上）にある

＊ホルモンとサイトカインのまとめ

問1 ①内部環境　②ホメオスタシス　③内分泌系　④間脳　⑤視床下部　⑥血糖値，水分量，性周期　⑦腎臓　⑧下垂体後葉　⑨下垂体前葉

問2 ①内分泌器官　②血液　③細胞　④サイトカイン　⑤ステロイド　⑥微量　⑦ホメオスタシス　⑧免疫

問3 ①精巣　②アンドロゲン　③卵巣　④エストロゲン　⑤アルドステロン　⑥糖質コルチコイド　⑦サイロキシン　⑧アドレナリン　⑨神経伝達物質

問4 ①成長ホルモン　②インスリン　③グルカゴン　④プロラクチン　⑤インターフェロン　⑥顆粒球コロニー刺激因子　⑦エリスロポエチン　⑧リンホカイン

問5 ①標的器官　②標的細胞　③受容体　④ペプチド　⑤表面　⑥内部

問6 ①抑制　②フィードバック　③サイロキシン　④視床下部　⑤甲状腺刺激ホルモン　⑥サイロキシン　⑦下垂体前葉　⑧甲状腺刺激ホルモン　⑨サイロキシン

問7 ①後葉　②ペプチド　③成長ホルモン，甲状腺刺激ホルモン，副腎皮質刺激ホルモン，卵胞刺激ホルモン，黄体形成ホルモン　④アミン　⑤サイロキシン　⑥カルシトニン　⑦ランゲルハンス島　⑧グルカゴン　⑨インスリン　⑩卵胞ホルモン　⑪黄体ホルモン

問8 ①アンドロゲン　②精巣　③副腎　④皮質　⑤アンドロゲン　⑥エストロゲン

第8章 酵素

✳ おさえておきたい酵素

問1 [答] 触媒

問2 [答] 酵素

問3 [答] 3．タンパク質

問4 [答] 1．基質

問5 [答] 最適温度（至適温度）

問6 [答] 2．約40℃

問7 [答] 最適pH（至適pH）

問8 [答] 3．ヒトの消化酵素の最適pHは，酵素の種類によってかなり異なり，2〜8の範囲にある．

問9 [答] 2．最適pH．ペプシンとトリプシンの最適pHはそれぞれ2と8である

問10 [答] 1．種類によって異なる．細胞内で働く酵素もあれば，細胞外で働く酵素もある

問11 [答] 活性中心

問12 [答] 3．酸化還元酵素，転移酵素，加水分解酵素，脱離酵素，異性化酵素，結合酵素（合成酵素）の六種類

問13 [答] EC

問14 [答] その酵素が，酸化還元酵素，転移酵素，加水分解酵素，脱離酵素，異性化酵素，結合酵素のうち，どれに分類される酵素かがわかる

問15 [答] 基質特異性

問16 [答] 酵素の活性中心と基質の立体的な構造が，鍵と鍵穴のようにピタリと合う組み合わせのみ作用する

問17 [答] ミカエリス定数

問18 [答] 1．Km値が低い酵素の方が基質との親和性は高い

問19 [答] 可逆阻害剤と不可逆阻害剤

問20 [答] 競合型と非競合型

問21 [答] 3．可逆阻害剤のうちの非競合型

問22 [答] 2．小さくなる

問23 [答] 2．ビタミンB群

問24 [答] アポ酵素

問25 [答] ホロ酵素

問26 [答] 2

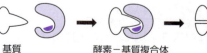

問27 [答] タンパク質でできた酵素本体と不可逆的に結合している

問28 [答] 1．鉄，銅，亜鉛，マグネシウム

問29	[答] アミラーゼ
問30	[答] 2．すい液
問31	[答] 2．デンプン
問32	[答] アミラーゼ，トリプシン，キモトリプシン，リパーゼ．

解説　このほか核酸消化のためのヌクレアーゼも含まれている．

問33	[答] アイソザイム（イソ酵素）
問34	[答] ペプシン，トリプシン，キモトリプシン，ペプチダーゼ
問35	[答] ペプチダーゼ
問36	[答] タンパク質を構成するアミノ酸は20種類あるので，基質特異性が異なる消化酵素が揃っていないと消化が不十分になるから
問37	[答] 分泌されると一部が消化されて活性化されるしくみがあり，細胞内では不活性な状態にあるから
問38	[答] リパーゼ
問39	[答] 1．胃液とすい液
問40	[答] 2．脂肪酸とモノグリセリド
問41	[答] 生成物である単糖を腸内にいる微生物に横取りされないうちに吸収できる
問42	[答] 逸脱酵素
問43	[答] 3．膵臓
問44	[答] 3．γグルタミルトランスフェラーゼ（γ-GTP），グルタミン酸オキサロ酢酸トランスアミナーゼ（GOT）とグルタミン酸ピルビン酸転移酵素（GPT）
問45	[答] 1．クレアチンキナーゼ（CK）とLDH
問46	[答] アロステリック制御（アロステリック効果）
問47	[答] アロステリック酵素
問48	[答] アロステリック部位
問49	[答] 2．生成物を作りすぎないように調節する
問50	[答] 2

＊酵素のまとめ

問1　①触媒　②酵素　③生体触媒　④無機触媒　⑤活性化エネルギー　⑥小さく　⑦基質　⑧生成物　⑨基質　⑩生成物　⑪カタラーゼ　⑫タンパク質　⑬RNA

問2　①促進　②速く　③最大　④遅く　⑤最適温度　⑥高い　⑦タンパク質　⑧変性　⑨活性　⑩失活　⑪水　⑫活性　⑬pH　⑭最適pH　⑮2　⑯8〜9

問3　①基質特異性　②立体構造　③カギ穴　④活性　⑤活性中心　⑥立体構造　⑦反応特異性

問4　①反応特異性　②酸化還元酵素，転移酵素，加水分解酵素，脱離酵素，異性化酵素　③結合酵素 または 合成酵素　④酵素番号 または EC番号　⑤基質

問5　①ミカエリス定数　②Km　③最大速度　④低い　⑤高い　⑥可逆阻害剤　⑦不可逆阻害剤　⑧競合型　⑨非競合型

問6　①酵素　②補酵素　③アポ酵素　④ホロ酵素　⑤補欠分子族　⑥金属イオン

問7　①逸脱酵素　②複数　③すい臓　④肝臓

問8　①タンパク質　②構造　③イソ酵素　④同一の　⑤臓器　⑥乳酸脱水素酵素　⑦5

第9章 ビタミンと補酵素

*おさえておきたいビタミンと補酵素

問1　[答] 3．五大栄養素の一つで，物質代謝の維持などの生理作用を発揮する有機化合物

五大栄養素

栄養素名	おもな動き	多く含む食品
タンパク質	体をつくる	肉，魚，卵，大豆製品など
脂質	エネルギーになる	バター，マーガリン，植物油，肉の脂身など
炭水化物	エネルギーになる	ご飯，パン，めん，いも，砂糖など
ビタミン	体の調子を整える	緑黄色野菜，果物，レバーなど
ミネラル	骨や歯などをつくる，体の調子を整える	海藻，牛乳，乳製品，小魚など

問2　[答] 水溶性のものも，脂溶性のものもある

問3　[答] ビタミンA，ビタミンD，ビタミンE，ビタミンK

問4　[答] アルカリに弱く，酸に強い

問5　[答] 脂溶性ビタミン

問6　[答] 1．ビタミンB群

問7　[答] 3．必要な量はビタミンの種類によって異なる

問8　[答] ビタミンA

問9　[答] 2．体の成長・発育の促進，ロドプシンの生成に関与

問10　[答] ビタミンA

問11　[答] 1．レバー，シソ（大葉），ニンジン，スジコ・イクラ

問12　[答] ビタミンB_1

問13　[答] 脚気，易疲労性，食欲不振など

問14　[答] 2．豚肉，うなぎ，たらこ

問15　[答] ビタミンB_2

問16　[答] 2．レバー，うなぎ，焼きのり

問17　[答] 直射日光が当たるのを避ける

問18　[答] 3．アミノ酸代謝の補酵素

問19　[答] 2．抗生物質が腸内細菌叢を変化させ，腸内におけるビタミンB_6の生成が抑制されるから

問20　[答] 1．レバー，マグロ，カツオ

問21　[答] 1．生の卵白を大量に摂らないようにする

解説　卵黄から発見され，ビタミンB群に分類されるビオチンは，卵白に含まれる糖タンパク質であるアビジンと強力に結合する．

問22　[答] ナイアシン

第9章　ビタミンと補酵素

問23 [答] 1．レバー，肉類，魚類

問24 [答] 葉酸

問25 [答] 2．貧血，免疫機能減衰，消化管機能異常

問26 [答] 1．パントテン酸

問27 [答] 1．ビタミンB_{12}

問28 [答] 貧血（巨赤芽球性貧血）

問29 [答] ビタミンB_{12}

問30 [答] 1．貝類，レバー

問31 [答] アスコルビン酸

問32 [答] 1．コラーゲンの合成にかかわる

問33 [答] 壊血病

問34 [答] 3．ピーマン，パセリ，イチゴ，柑橘類

問35 [答] ビタミンD

問36 [答] ビタミンD

問37 [答] 1．小腸や腎臓におけるカルシウムイオンの吸収の促進

問38 [答] 3．ビタミンD_2とビタミンD_3

問39 [答] くる病

問40 [答] 1．魚の干物，干シイタケ

問41 [答] 3．腎臓または肝臓

問42 [答] ビタミンE

問43 [答] 抗酸化機能

問44 [答] 2．ビタミンC

問45 [答] 3．アーモンド，イクラ（スジコ），タラコ

問46 [答] ビタミンK

問47 [答] 1．血液凝固遅延，出血傾向

問48 [答] 2．抗血液凝固薬ワルファリン

＊ビタミンと補酵素のまとめ

問1 ①五大栄養素　②エネルギー　③ビタミンB_1　④水溶性ビタミン　⑤難しい　⑥合成

問2 ①ビタミンA，ビタミンD，ビタミンE，ビタミンK　②水溶性　③欠乏症　④水溶性　⑤脂溶性　⑥過剰摂取　⑦過剰症

問3 ①レチノイド　②β-カロテン　③プロビタミン　④ロドプシン　⑤夜盲症　⑥皮膚　⑦成長　⑧レバー　⑨催奇形性

問4 ①ナイアシン，パントテン酸，葉酸，ビオチン　②酵素　③補酵素　④脚気　⑤腸内細菌　⑥抗生物質

問5 ①アスコルビン酸　②コラーゲン　③壊血病　④加熱　⑤野菜　⑥合成

問6 ①紫外線　②肝臓　③小腸　④カルシウム　⑤くる病　⑥レバー

問7 ①抗酸化機能　②脂溶性　③リン脂質　④酸化　⑤ビタミンEラジカル　⑥ビタミンC　⑦植物油

問8 ①脂溶性　②プロトロンビン　③石灰化　④出血傾向　⑤動脈硬化　⑥納豆菌　⑦納豆　⑧ビタミンK　⑨出血　⑩抗血液凝固薬

第10章 糖質代謝

＊おさえておきたい糖質代謝

問1 [答] 糖質
解説 水溶性は水に溶ける性質，親水性は水とよくなじむ性質である．

問2 [答] 3．すい液

問3 [答] グルコース（ブドウ糖）

問4 [答] グリコーゲン

問5 [答] デンプン（アミロースとアミロペクチン）

問6 [答] アミラーゼ

問7 [答] 2．グルカゴン，アドレナリン

問8 [答] 正しくない．
解説 筋肉中のグリコーゲンは血糖値上昇のためには使われない．

問9 [答] 少ない量で大量のエネルギーの貯蔵ができる

問10 [答] 2．グルコマンナン

問11 [答] 3．マルトースとマルターゼ

問12 [答] 3．小腸壁

問13 [答] すい液

問14 [答] 2．セルロース，ペクチン

問15 [答] マルトース（麦芽糖）

問16 [答] デキストリン（限界デキストリン）

問17 [答] 2．小腸の上皮細胞にあるマルターゼによって，グルコースに分解されてから吸収される

問18 [答] 2．小腸の上皮細胞にあるスクラーゼによって，フルクトースとグルコースに分解されてから吸収される

問19 [答] グルコースやフルクトースを腸内細菌に取り込まれないようにするため

問20 [答] 2．ビタミンB_1の不足は，糖質代謝に支障をきたす

問21 [答] 全身倦怠感，イライラする

問22 [答] 2．脚気

問23 [答] 細胞質内
解説 解糖とは，細胞内でグルコースがピルビン酸あるいは乳酸になる過程のことである．

問24 [答] 2．グルコース1分子から，乳酸2分子ができる

問25 [答] 1．グルコースは，ピルビン酸となり，TCA回路に入って，最終的に二酸化炭素と水に分解される

問26 [答] 1．糖とアミノ酸が結合してできている物質

問27 [答] 3．肝臓と腎臓
解説 糖新生とは，糖原性アミノ酸，ピルビン酸，乳酸，グリセロールなどからグルコースができる反応である．

問28 [答] 4 kcal

問29 [答] 1．80〜100 mg/dL

問30 [答] TCA回路（クエン酸回路）

問31 [答] 3. 電子伝達系

問32 [答] 1. 嫌気的な解糖により乳酸が産生されて，赤血球から放出される．

問33 [答] 2. インスリン依存性糖尿病の発病は若年者に多い

問34 [答] 2. B

問35 [答] 1. A

問36 [答] 自律神経障害，起立性低血圧，意識障害など

問37 [答] 1. 脱水，意識障害

問38 [答] 3. アルコール（エタノール）

問39 [答] 1. アルコール（エタノール）は，まず，アルコール脱水素酵素を経てアセトアルデヒドに消化された後，アルデヒド脱水素酵素によって，酢酸と水になる

問40 [答] 2. アセトアルデヒド

問41 [答] 2. ミュータンス菌はキシリトールを取り込めるが代謝できないため，歯を溶かす酸が出ない

問42 [答] 3. 肝臓に運ばれ，グルコースに変換されてから利用される

問43 [答] 2. 肝臓への脂肪の蓄積

問44 [答] 1. ラクトースを分解する酵素のラクターゼ（ラクトース-β-グルコシダーゼ）がないか非常に少ないために起こる

問45 [答] 乳酸

問46 [答] ナトリウムイオン（Na^+）

問47 [答] 糖新生

問48 [答] 糖質コルチコイド

問49 [答] 3. おもに小腸内に生息する微生物により，発酵作用で消化される．

＊糖質代謝のまとめ

問1 ①酸素，水素　②水溶性 もしくは 親水性　③炭水化物　④デンプン　⑤グルコース　⑥食物繊維　⑦4

問2 ①アミロース　②アミロペクチン　③アミラーゼ　④マルターゼ　⑤グルコース　⑥限界デキストリン　⑦イソマルターゼ　⑧グルコース　⑨マルターゼ　⑩グルコース　⑪スクラーゼ　⑫フルクトース　⑬ラクターゼ　⑭ガラクトース

問3 ①単糖　②グルコース　③血糖　④100　⑤インスリン　⑥グリコーゲン　⑦筋肉　⑧アミロペクチン　⑨肝臓　⑩脂質　⑪肝臓　⑫グルカゴン　⑬グルコース

問4 ①解糖系　②ピルビン酸　③2　④ミトコンドリア　⑤TCA　⑥電子伝達系　⑦2　⑧ATP

問5 ①細胞質基質　②ミトコンドリア基質　③ミトコンドリア内膜　④二酸化炭素　⑤解糖系　⑥TCA回路　⑦電子伝達系

問6 ①酸素　②乳酸　③乳酸発酵　④2　⑤速い　⑥筋肉　⑦乳酸　⑧肝臓　⑨ピルビン酸

問7 ①100　②グリコーゲン　③糖新生　④乳酸　⑤グリセロール　⑥アミノ酸　⑦糖原生アミノ酸　⑧肝臓　⑨腎臓　⑩解糖系

問8 ①ペントースリン酸経路　②DNA
　　③脂肪酸　④コレステロール
　　⑤α-ケトグルタル酸　⑥アミノ酸
　　⑦非必須アミノ酸

第11章 脂質代謝

＊おさえておきたい脂質代謝

問1 [答] 中性脂肪
　解説　トリグリセリド，トリアシルグリセロールともいう．

問2 [答] 3．三大栄養素(糖質，脂質，タンパク質)のうち，最も遅い

問3 [答] 2．すい液のリパーゼによって，脂肪酸やモノグリセリドに分解されてから吸収される

問4 [答] 2．毛細リンパ管から吸収され，胸管，鎖骨下静脈を経て，肝臓へ運ばれる

問5 [答] 3．コレステロール，中性脂肪(トリグリセリド)，リン脂質，脂肪酸

問6 [答] 誘導脂質

問7 [答] 1．単純脂質や複合脂質が加水分解を受けて生じる

問8 [答] 胃液の分泌を低下させる

問9 [答] 2．脂肪酸は，β酸化によりアセチルCoAに代謝されて，利用される

問10 [答] 2．ミトコンドリアの基質(内膜の内側)

問11 [答] カルニチン

問12 [答] 小腸から吸収される

問13 [答] 肝臓や腎臓

問14 [答] 3．ケトン体が過剰につくられるとケトン症(ケトーシス)とよばれる重篤な状態になる

問15 [答] 代謝性アシドーシス

問16 [答] ケトアシドーシス

問17 [答] 1．重症糖尿病

問18 [答] 飢餓

問19 [答] 2．2日間の絶食をした状態では，血中のケトン体の濃度が上昇している

問20 [答] 1．アドレナリン

問21 [答] 促進する

問22 [答] 食間を短めにする

問23 [答] ある

問24 [答] すべての脂肪酸が合成されるわけではない

問25 [答] 必須脂肪酸

問26 [答] リノール酸，αリノレン酸

問27 [答] 3．リノール酸，アラキドン酸

問28 [答] 1．植物性油脂に多く含まれる

問29 [答] 動物性の原料

問30 [答] 1. 植物油

問31 [答] カイロミクロン（キロミクロン）

問32 [答] 3. 動脈硬化抑制因子である

問33 [答] 3. LDLは腎臓で生成される

問34 [答] 3. コレステロールを含まない

問35 [答] ステロイドホルモン

問36 [答] 2. 副腎皮質，3. 精巣と卵巣

問37 [答] 3. 胆汁酸

問38 [答] ビタミンD

問39 [答] 2. HDL

問40 [答] 1. LDL

問41 [答] 2. LDL

問42 [答] 3. HDL

問43 [答] トリグリセリド

問44 [答] 3. 脳，脊髄

問45 [答] ビタミンB群

問46 [答] 3. 空腹時の血しょう中に血中コレステロール 220 mg/dL 以上，トリグリセリド 150 mg/dL 以上のいずれか，もしくは両方の場合

問47 [答] 3. 糖尿病

問48 [答] 1. ラードを多めに使った食事

＊脂質代謝のまとめ

問1 ①脂質　②トリグリセリド　③ミセル化　④リパーゼ　⑤モノグリセリド　⑥トリグリセリド　⑦カイロミクロン　⑧肝臓

問2 ①リン脂質　②ケトン体　③糖　④トリグリセリド　⑤脂肪酸　⑥トリグリセリド　⑦解糖系　⑧脂肪酸

問3 ①アシルCoA　②カルニチン　③β酸化　④β　⑤2　⑥TCA　⑦電子伝達系

問4 ①TCA　②ケトン体　③アセト酢酸　④アセトン　⑤飢餓時　⑥ケトーシス　⑦アシドーシス　⑧ケトアシドーシス　⑨ケトン尿症

問5 ①アセチルCoA　②クエン酸　③脂肪酸　④アシルCoA　⑤トリグリセリド　⑥肝臓　⑦乳腺

問6 ①生体膜　②多い　③肝臓　④ブドウ糖，脂肪酸，アミノ酸　⑤アセチルCoA　⑥ステロイドホルモン　⑦7-デヒドロコレステロール

第12章　タンパク質代謝

＊おさえておきたいタンパク質代謝

問1 [答] ペプチド結合

問2 [答] 1. DNA, mRNA, tRNA

生化学きほんノート　解答集

問3 [答] 3. 細胞質内

問4 [答] リボソーム

問5 [答] 必要

問6 [答] 小胞体（粗面小胞体）

問7 [答] 2. 遊離のリボソームは細胞内で使われるタンパク質を合成し，粗面小胞体は細胞外へ分泌するタンパク質や，さまざまな膜に結合して機能するタンパク質を合成する

問8 [答] 2. 肝臓

問9 [答] ペプトン（ポリペプチド）

問10 [答] 1. ペプシノーゲンに塩酸が反応してペプシンになる

問11 [答] エンドペプチダーゼ

問12 [答] 1. エンドペプチダーゼ
2. エキソペプチターゼ

問13 [答] 腸液

問14 [答] 不要

問15 [答] 2. 小腸

問16 [答] 約1g

問17 [答] 3. 小腸粘膜

問18 [答] 2. 肝臓

問19 [答] 3. 体内のアミノ酸からタンパク質が合成されて，そのタンパク質がアミノ酸に分解されるまでのくり返し

問20 [答] 80日程度

問21 [答] 3. 窒素摂取量と窒素排出量のバランス

問22 [答] 2. 窒素平衡は正に傾いている

問23 [答] 1. 窒素平衡は負に傾いている

問24 [答] 1. 窒素平衡は負に傾いている

問25 [答] アミノ基転移反応

問26 [答] 2. αケトグルタル酸

問27 [答] グルタミン酸

問28 [答] 尿素

問29 [答] 2. 肝臓

問30 [答] オルニチン，シトルリン，アルギニン

問31 [答] 3. オルニチンとシトルリンはタンパク質合成の材料には使われない

問32 [答] 1. アンモニア1分子に対して，尿素1分子が生成される

問33 [答] 尿素 ＞ クレアチニン ＞ アンモニア ＞ 尿酸

問34 [答] 2. 魚類はアンモニア，鳥類と爬虫類は尿酸

問35 [答] 3. アンモニアと尿素は水によく溶けるが，尿酸は水にやや溶けにくい

問36 [答] 3. アラニンは，非必須アミノ酸なので，摂取しなくても問題はない

問37 [答] 1. そのアミノ酸の8割が，タンパク質の合成に再び使われる

問38 [答] 糖原性，ケト原性

問39 [答] 2. チロシン，イソロイシン，スレオニン

問40	[答] トリプトファン
問41	[答] 2．ヒスチジン
問42	[答] アルカプトン尿症
問43	[答] メープルシロップ尿症
問44	[答] 月経障害
問45	[答] 精子数の減少
問46	[答] フェニルケトン尿症
問47	[答] IgA

＊タンパク質代謝のまとめ

問1 ①塩酸　②ペプシン　③すい液　④トリプシン　⑤カルボキシペプチダーゼ　⑥ペプチド　⑦アミノ酸　⑧ペプチド　⑨アミノ酸　⑩門脈

問2 ①タンパク質　②転写　③リボソーム　④翻訳　⑤αケト酸　⑥糖新生　⑦アンモニア　⑧尿素回路　⑨アミノ酸

問3 ①転写　②翻訳　③遺伝子　④mRNA　⑤リボソーム　⑥tRNA　⑦ペプチド　⑧ATP　⑨粗面小胞体　⑩分泌タンパク質　⑪切断

問4 ①アミノ基転移酵素　②－NH₂　③αケト酸　④グルタミン酸

問4 ⑤アミノ基転移反応　⑥グルタミン酸脱水素酵素　⑦アンモニア　⑧αケトグルタル酸　⑨アセチルCoA　⑩糖原性アミノ酸　⑪ケト原性アミノ酸

問5 ①ターンオーバー　②アミノ酸　③半減期　④80　⑤窒素平衡　⑥尿素　⑦プラス　⑧同化状態　⑨マイナス　⑩異化状態　⑪プラス　⑫三大栄養素　⑬マイナス

問6 ①チロシン　②ロイシン，イソロイシン，バリン　③フェニルアラニン　④月経障害　⑤精子数　⑥アミノ酸スコア

第13章　核酸代謝

＊おさえておきたい核酸代謝

問1	[答] デノボ経路（de novo 経路）
問2	[答] サルベージ経路（salvage 経路）
問3	[答] 再利用経路
問4	[答] 肝臓
問5	[答] 全身の器官
問6	[答] 2．サルベージ経路では，ヌクレオチドの分解で生じたヌクレオシドや塩基が再利用される
問7	[答] 3．PRPPにヒポキサンチンを結合させることで，グアニル酸（GMP）ができるがアデニル酸（AMP）はできない
問8	[答] ヒポキサンチン-グアニンホスホリボシルトランスフェラーゼ

| 問9 | [答] 2．PRPPにグアニンやヒポキサンチンを結合させる |

| 問10 | [答] レッシュ・ナイハン症候群 |

| 問11 | [答] 多い |

| 問12 | [答] 3．レッシュ・ナイハンという名の一人の医師が発見 |

解説　医学生レッシュと医師ナイハンの2人が発見した．

| 問13 | [答] 2．PRPPから数段階の化学反応を経て，まずイノシン酸(IMP)が合成され，このイノシン酸からアデニル酸(IMP)やグアニル酸(GMP)が合成される |

| 問14 | [答] 3．アルギニン |

| 問15 | [答] 2．グリシン |

| 問16 | [答] 3．ヌクレオシド三リン酸 |

| 問17 | [答] RNA合成 |

| 問18 | [答] ビタミンB_9（葉酸），ビタミンB_{12} |

| 問19 | [答] 貧血 |

| 問20 | [答] 3．尿酸 |

| 問21 | [答] 3 |

| 問22 | [答] 1．アデニンとグアニン |

| 問23 | [答] 3．シトシン，チミンとウラシル |

| 問24 | [答] アンモニア |

| 問25 | [答] 正しくない |

| 問26 | [答] プリン塩基（プリン体） |

| 問27 | [答] 1 |

| 問28 | [答] 2 |

| 問29 | [答] 2．2.3～6.6 mg/dL |

| 問30 | [答] 2．6 mg/dL |

| 問31 | [答] 水にあまり溶けない |

| 問32 | [答] 2．約7 mg/dL |

| 問33 | [答] 痛風 |

| 問34 | [答] 栄養素ではない |

| 問35 | [答] 3．レバー |

| 問36 | [答] 1．ブロッコリー |

| 問37 | [答] 1．アルコール飲料（酒） |

| 問38 | [答] 3．ビール |

| 問39 | [答] 2．エタノールとその代謝物であるアセトアルデヒドによって，多数の細胞が死に，多数のプリン体を生じるから |

| 問40 | [答] 男性 |

| 問41 | [答] 3．関節に尿酸の結晶が析出する |

| 問42 | [答] 1．1日あたり1,000 mLの尿量を保つ |

| 問43 | [答] 3．抗がん剤として |

| 問44 | [答] チミジル酸シンターゼ阻害剤だけがDNA合成を阻害し，RNA合成を阻害しないから |

✳ 核酸代謝のまとめ

問1 ①dATP　②dGTP　③dCTP
　　　④dTTP　⑤ATP　⑥GTP　⑦CTP
　　　⑧UTP　⑨ヌクレオシド三リン酸
　　　⑩ヌクレオシド　⑪ATP，GTP

問2 ①アミノ酸，二酸化炭素
　　　②ペントースリン酸経路
　　　③ヌクレオチド　④デノボ
　　　⑤サルベージ
　　　⑥ヌクレオシド三リン酸　⑦PRPP
　　　⑧AMP　⑨GMP　⑩IMP
　　　⑪HGPRT　⑫ナイハン
　　　⑬レッシュ・ナイハン症候群　⑭尿酸

問3 ①ビタミンB_9　②ビタミンB_{12}
　　　③巨赤芽球性貧血　④神経障害
　　　⑤レバー　⑥植物性食品

問4 ①DNA　②mRNA　③代謝
　　　④尿酸　⑤核酸
　　　⑥アデニン
　　　⑦シトシン，チミン，ウラシル
　　　⑧アンモニア　⑨チミン
　　　⑩シトシン　⑪ウラシル

問5 ①尿酸　②2.3　③6.6　④7
　　　⑤6　⑥レバー　⑦ブロッコリー
　　　⑧水　⑨アルコール(エタノール)
　　　⑩ビール

問6 ①RNA　②正常細胞　③がん細胞
　　　④阻害　⑤DNA
　　　⑥チミジル酸シンターゼ阻害剤
　　　⑦チミジル酸　⑧与えない
　　　⑨髪の毛が抜ける

第14章　遺伝情報とその発現

✳ おさえておきたい遺伝情報とその発現

問1 [答] DNA

問2 [答] 塩基配列として

問3 [答] 遺伝子

問4 [答] 2. ある生物の遺伝子の1セット

問5 [答] 約3,000,000,000塩基対(30億塩基対)

問6 [答] 約22,000個

問7 [答] 3. DNA → mRNA → タンパク質

問8 [答] 転写

問9 [答] 翻訳

問10 [答] 2. 転写は核，翻訳はリボソーム上

問11 [答] セントラルドグマ

問12 [答] 逆転写酵素

問13 [答] 3. 遺伝子の数より多い約100,000種類

問14 [答] 1. エクソン，イントロン

問15 [答] 基本転写因子

問16 [答] 転写調節因子

問17 [答] RNAスプライシング

問18 [答] 選択的スプライシング

問19 [答] 1. 多様なmRNAやタンパク質を合成できる

問20 [答] 3. 1つの細胞に1セット（1コピー）ある

問21 [答] 半保存的複製

問22 [答] 3

問23 [答] RNAプライマー

問24 [答] 3. デオキシリボヌクレオシド三リン酸(dNTP)

問25 [答] 1. DNA鎖を3′末端方向に伸ばすが，5′末端方向へは伸ばさない

問26 [答] 複製フォーク

問27 [答] 岡崎フラグメント（岡崎断片）

問28 [答] 1. テロメアの短縮

問29 [答] DNA複製（合成）の後

問30 [答] 2. DNAプライマー，デオキシリボヌクレオシド三リン酸

問31 [答] 高温でも変性・失活しない

問32 [答] 2. コドン

問33 [答] tRNA（運搬RNA）

問34 [答] 20種類

問35 [答] 翻訳後修飾

問36 [答] 3. 同一個体を構成している細胞は（一部の例外を除き）同じ遺伝子情報を持っているが，細胞の種類によって，その働き方（発現の仕方）が異なる

問37 [答] 3. 染色体を構成する遺伝子の塩基配列が変わる

問38 [答] 3. DNAの塩基のうち1つがなくなったり増えたりする突然変異

問39 [答] 3. サイレント突然変異

問40 [答] 3. 3の倍数以外の数の塩基が欠失，あるいは3の倍数以外の数の塩基が挿入されて生じる

問41 [答] 1. がん

問42 [答] 一塩基多型(SNP)

問43 [答] 2. 薬の副作用の出やすさなどの体質と関連がある

問44 [答] 1. アルツハイマー病

問45 [答] 1. 伴性劣性遺伝，常染色体性劣性遺伝

＊遺伝情報とその発現のまとめ

問1 ①遺伝子発現　②DNA　③転写　④mRNA　⑤翻訳　⑥タンパク質　⑦セントラルドグマ（中心命題）　⑧逆転写酵素　⑨RNA

問2 ①DNA　②RNAポリメラーゼⅡ　③基本転写因子　④転写調節因子　⑤アンチセンス　⑥相同な　⑦核内

問3 ①mRNA　②キャップ構造　③ポリA配列　④アミノ酸配列　⑤スプライシング　⑥選択的スプライシング　⑦核内　⑧安定

問4 ①核膜孔　②リボソーム　③翻訳　④アミノ酸　⑤ペプチド　⑥アミノ酸　⑦コドン　⑧4　⑨3　⑩64　⑪20　⑫開始　⑬終止コドン

第14章　遺伝情報とその発現

問5 ①5′末端　②3′末端
③CGUGGUGAU　④C
⑤TおよびU　⑥N末端　⑦C末端
⑧アルギニン　⑨グリシン
⑩アスパラギン酸　⑪アルギニン
⑫アスパラギン酸　⑬示さない

問6 ①ポリペプチド　②水素　③らせん
④シート　⑤疎水　⑥ジスルフィド
⑦四次　⑧切断　⑨糖鎖